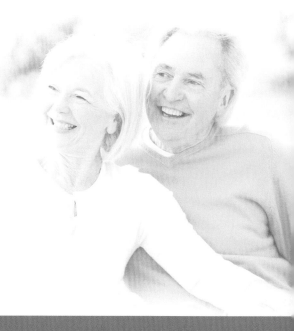

노인증후군
증례집

GERIATRIC SYNDROMES CASE & REVIEW

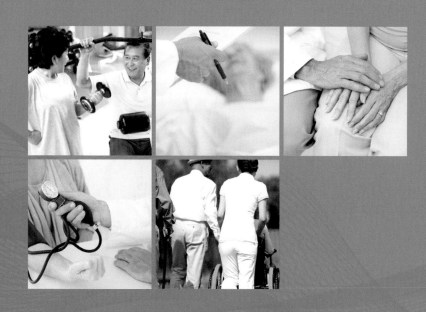

대한노인병학회 노인증후군 연구회

군자출판사

노인증후군 증례집
GERIATRIC SYNDROMES CASE & REVIEW

첫째판 1쇄 인쇄 | 2016년 5월 16일
첫째판 1쇄 발행 | 2016년 5월 30일

지 은 이   대한노인병학회 노인증후군 연구회(대표저자 유형준)
발 행 인   장주연
출 판 기 획   김재한
편집디자인   박선미
표지디자인   이상희
일 러 스 트   군자출판사
발 행 처   군자출판사
          등록 제4-139호(1991. 6. 24)
          본사 (10881) **파주출판단지** 경기도 파주시 회동길 338(서패동 474-1)
          전화 (031) 943-1888   팩스 (031) 955-9545
          홈페이지 | www.koonja.co.kr

ISBN 979-11-5955-044-7

정가 45,000원

집필진 (가나다 순)

| 대표저자

유형준 한림의대 내분비내과

| 저자

구자원 서울의대 이비인후과

김근호 한양의대 내과

김은주 국립재활병원 재활의학과

김창오 연세의대 노년내과

노용균 한림의대 가정의학과

박명화 충남의대 간호학과

백현욱 분당제생병원 임상영양내과

원장원 경희의대 가정의학과

유성훈 한림의대 내분비내과

유형준 한림의대 내분비내과

윤종률 한림의대 가정의학과

이가영 한림의대 안과

이동호 서울의대 소화기내과

이하린 부산의대 신장내과

장기언 한림의대 재활의학과

장학철 서울의대 내분비내과

조성태 한림의대 비뇨기과

머리말

「노인증후군 증례집(Geriatric syndromes case & review)」 발간을 노인, 노인병 관련 연구와 실제 임상에 관련하는 모든 분들과 함께 기뻐한다.

노인병은 다양한 특성들을 지니고 있어 기존의 질병 이해, 진단, 치료 개념과 실제만으로는 파악하고 치료하기가 어렵다. 따라서 새로운 접근이 절실히 요구되고 있다. 이러한 요구를 충족시킬 수 있는 좋은 접근의 핵심이 바로 노인증후군이다.

이에 대한노인병학회의 노인증후군을 연구하는 모임을 통하여 꾸준히 연구 활동을 지속해 오면서, 그간의 임상 경험, 학술 연구 결과 등을 모든 이들과 함께 공유하고자 한데 묶어 발간한다.

증례와 리뷰로 크게 나누어 실제적 진료와 심도 있는 이론을 되도록 간단명료하게 습득할 수 있도록 하였다. 섬망, 노쇠, 우울증, 부동, 낙상, 욕창, 근감소증, 실금, 변비, 섬망, 기절, 보행기능저하, 연하곤란, 탈수, 전해질 이상, 다약제, 노인학대, 식욕부진 등의 실제 증례를 분석 평가하며 노인증후군의 구체적 임상을 섭렵할 수 있게 하였다. 혹시 증례 파트에서 충분히 다루지 못한 내용들을 리뷰 파트에서 보다 깊이 기술하여 노인증후군에 대한 이해를 심화시켰다.

노인증후군과 관련한 본격적 책자로는 국내 처음인 「노인증후군 증례집」 발간의 의의를 이 책의 한 대목을 인용하며 강조한다.

"노인증후군은 노인 질환의 특성을 이해 파악하는 하나의 중요한 용어이며 동시에 노인병의 범주에 속하는 한 부분이다. 아직 정의의 표준화, 측정도구의 개발, 경비 고려, 환자의 개념과 의료체계의 변화 추구 등에 대한 더 많은 연구가 필요하지만, 분명한 것은 노인증후군은 노인병을 노인병학의 본질에 기초하여 파악할 수 있는 가장 노인의학적인 개념(槪念)이며 아울러 노인증후군은 진단분석의 지침, 교육도구 및 임상적용에 유용한 실용(實用)이라는 점이다. 따라서 노인증후군에 대한 참다운 연구 노력은 노인의학의 이론적 및 실용적 정체성을 견고하게 할 것으로 믿는다."

－ 「노인증후군 증례집」 p.113 －

이 책이 노인의학은 물론 노인간호학, 노화학, 노인사회학 등을 포함한 노인관련 모든 분야에 계신 제현(諸賢)들의 진료현장과 연구실에 놓여 오래도록 동행하길 소망하며 동시에 가감 없는 질정(叱正)을 청한다.

진료와 연구의 분주함에도 불구하고 자신의 일보다 더 열정을 기울여준 노인증후군 연구회 간사인 유성훈 교수에게 감사한다. 또한 군자출판사 사장님을 위시한 임직원 여러분, 특히 기획 단계에서부터 꼼꼼히 다듬어 준 이경헌 과장과 김재한 사원께 감사한다. 아울러 발간에 넉넉한 격려를 아끼지 않으신 대한노인병학회 회장님과 이사장님께도 감사한다.

2016년 5월
대한노인병학회 노인증후군 연구회 회장, 대표저자 **유형준**

차례

PART 1   노인증후군 증례

CASE 01   섬망 및 노쇠 ……………………………………………… 2
CASE 02   근감소증 및 노쇠 ………………………………………… 6
CASE 03   실금 ………………………………………………………… 10
CASE 04   변비 ………………………………………………………… 14
CASE 05   낙상 ………………………………………………………… 17
CASE 06   욕창 ………………………………………………………… 26
CASE 07   기절 ………………………………………………………… 32
CASE 08   보행기능저하 ……………………………………………… 37
CASE 09   부동 ………………………………………………………… 43
CASE 10   식욕부진 …………………………………………………… 48
CASE 11   연하곤란 …………………………………………………… 59
CASE 12   노인학대 …………………………………………………… 66
CASE 13   섬망과 저나트륨혈증 ……………………………………… 73
CASE 14   탈수 ………………………………………………………… 80
CASE 15   다약제 ……………………………………………………… 83
CASE 16   우울증 ……………………………………………………… 87

PART 2 노인증후군 리뷰

01 노인증후군이란? ·· 94

02 노인증후군의 진단 평가 ·· 101

03 만성질환과 노인증후군의 병발 ·· 104

04 노인증후군의 치료 ··· 109

05 노인증후군 개념의 아시아국가별 차이 ······································· 115

06 노쇠와 노인증후군 ··· 118

07 근감소증과 노인증후군 ·· 123

08 당뇨병과 노인증후군 ··· 126

09 노인증후군으로서 요실금 치료 ·· 129

10 노인증후군으로서 대변실금 치료 ··· 137

11 낙상 – 노인증후군 ··· 153

12 낙상 – 예방과 중재 ··· 156

13 어지럼증과 실신은 노인증후군인가? ··· 159

14 기능저하는 노인증후군인가? ·· 162

15 식욕부진은 노인증후군이다 ·· 165

16 식욕의 노화 ··· 168

17 식욕부진의 원인 ··· 170

18 노인 식욕부진의 진단과 치료 ·· 174

19 노인증후군으로서 감각기능저하 ··· 177

20 노인에서 청력저하 ··· 181

21 노인의 시력저하 ···································· 184

22 노인의 수분 전해질 대사, 청장년과 무엇이 다른가? ·············· 187

23 노인 탈수의 진단과 치료 ···························· 190

24 노인 당뇨병 환자에서 탈수 ·························· 194

25 노인증후군에 대한 혈관 노화의 영향 ···················· 197

26 다약물복용의 개념 ······························· 201

27 다약물복용의 국내외 현황 ·························· 204

[부록] 노인증후군 매뉴얼 ······························ 207

찾아보기 ···································· 212

PART

1

노인증후군 증례

CASE 01 섬망 및 노쇠

CASE 02 근감소증 및 노쇠

CASE 03 실금

CASE 04 변비

CASE 05 낙상

CASE 06 욕창

CASE 07 기절

CASE 08 보행기능저하

CASE 09 부동

CASE 10 식욕부진

CASE 11 연하곤란

CASE 12 노인학대

CASE 13 섬망과 저나트륨혈증

CASE 14 탈수

CASE 15 다약제

CASE 16 우울증

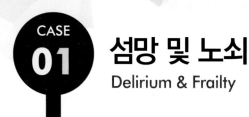

섬망 및 노쇠
Delirium & Frailty

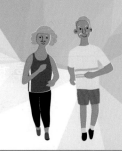

장학철(서울의대 내분비내과)

증례

성별/나이	여자 / 82세
주소	보행장애
가족력	10년 전 남편과 사별하고 장녀와 함께 생활하고 있으며, 경제적 상태는 중상 정도이다. 흡연 및 음주는 하지 않으며, 규칙적인 운동은 하지 않고 있다.
과거력	평소 고혈압으로 인근 보건소에서 atenolol 25 mg/일을 복용 중이며, 고콜레스테롤혈증으로 2년 전부터 pitavastatin 2 mg/일을 복용 중이었다. 3년 전 골다공증으로 진단을 받았으나, 특별한 약물치료는 하지 않았다. 최근 6개월 사이에 요로감염으로 2차례 외래에서 치료를 받았으며, 소화장애로 itopride 50 mg tid, Grandpaze S(복합소화제) 2 tab tid, nizatidine 150 mg bid를 복용 중이었다.
현병력	빈번한 요로감염과 식욕부진, 소화장애로 내과 외래에서 추구 진료 중 일주일 전 낙상이 있고 나서, 거동을 잘 못해서 내원하였다. 6개월 전에 동생과 심한 갈등이 있은 이후 식욕부진과 소화장애를 호소하였고, 식사량이 감소하였다. 약 5 kg의 체중 감소가 있은 이후 중심을 잘 잡지 못하고, 하루 1회 정도 낙상이 발생하곤 했다. 그래도 집 근처는 혼자서 외출은 하였으며, 1주전 계단에서 넘어진 이후 큰 외상은 없었으나, 전신 허약이 심해져 보행이 어려워졌고, 혈뇨가 발생하여 내원하였다.

Problem list

1. 요로감염
2. 전신허약 – 급성 보상부전(acute decompensation)
3. 노쇠(frailty)
4. 식욕부진– 영양실조

활력징후는 혈압 135/65 mmHg, 호흡 수 분당 16회, 체온 36.7℃이었다.

신체검진 상 약간 창백하고, 약간 어둔하게 말을 했지만, 지남력은 거의 정상이었다. 병색이 완연하지는 않았다. 결막은 창백했으나, 흉부나 복부에서는 특이한 이상소견은 없었고, 하지에 약간의 부종이 관찰되었다.

입원하여 시행한 포괄평가에서 근거리 시력은 0.15/0.15, 청력은 정상, ADL 69/100점(표 1), IDAL 2/8점(표 2), MMSE−KC 17/30점, Get Up & Go 검사 40초, 한국형 입원노인 섬망선별도구를 이용한 섬망 위험도는 1점(표 3)이었다.

표 1 한국형 일생생활활동(K−ADL) 측정 결과

개인위생	3	계단 오르기	5
목욕하기	3	옷 입기	8
식사하기	8	대변조절	10
용변처리	8	소변조절	8
의자/침대 이동	8	보행	8
합계			69

표 2 한국형 도구적 일생생활활동(K−IADL) 측정 결과

전화사용	1	재정관리	1
물건구입	0	식사준비	0
이동방법	0	가사일	0
약 복용	0	세탁	0
합계			2

표 3 한국형 입원노인 섬망 선별도구를 이용한 평가 결과

지남력장애	1
부적절한 행동	0
부적절한 의사소통	0
착각/환각	0
정신운동지연	0

표 4 입원 시에 시행한 혈액검사 및 소변검사 결과

일반혈액검사	혈색소 8.3 g/dL, 백혈구 5,490/mm^3, 혈소판 92,000/mm^3
일반화학검사	칼슘 8.0 mg/dL, 인 2.9 mg/dL, 공복혈당 118 mg/dL, 혈액요소질소 18 mg/dL, 크레아티닌 0.61 mg/dL, 총 단백 5.5 g/dL, 알부민 2.4 g/dL, 총 빌리루빈 1.1 mg/dL, AST/ALT 32/13 IU/L, 총콜레스테롤 139 mg/dL, 중성지방 79 mg/dL, HDL-콜레스테롤 39 mg/dL, Na/K/Cl/TCO2 128/3.1/96/25 mEq/L, CRP 13.55 mg/dL
갑상선기능검사	Free T4 0.86 ng/dL, TSH 2.89 ulU/ml
소변검사 소변 배양검사	RBC >100/HPF, WBC >100/HPF 정도: >105 /mL, 동정결과: Escherichia coli
혈액배양검사	동정결과: Escherichia coli
흉부 X-선	특이 병변 없음
심전도	정상

입원 시 시행한 혈액검사 및 소변검사 결과는 표 4와 같다. 소변 및 혈액 배양검사 결과 Escherichia coli가 동정되어 ciprofloxacin 250 mg bid를 2주간 복용하기로 하고 투약을 시작하였다. 또 전반적인 기능이 떨어지고 인지기능저하가 의심되어, 정신건강의학과에 의뢰한 결과 저활동성 섬망(hypoactive delirium)으로 진단되어 전해질 교정과 광선치료(10,000 lux × 30분, 2회)를 시작하였고, 낮에 30분 이상 휠체어 거동을 하도록 하였다.

또 영양실조 치료를 위하여 열량 및 단백질 보충 목적으로 영양보충음료(200 Kcal/150 cc, protein 9 g)를 추가 제공하였다.

환자는 항생제 치료 후 소변 및 혈액검사에서 균이 음전되었고, 신체기능 및 인지 기능이 일부 회복이 되었고, 식욕도 호전되어 입원 6병일째 퇴원하였다.

최종 진단

1. 요로감염 – ESBL (extended-spectrum beta-lactamase)(–) *E.coli* 패혈증
2. 영양실조 → 노쇠
3. 노쇠 + 패혈증 → 급성 보상부전 + 전해질 이상 → 저활동성 섬망

요점 정리

섬망은 뇌기능저하로 주의력 장애와 의식장애를 포함한 다양한 증상을 초래하는 노인증후군의 하나로 특히 고령의 노인이 여러 이유로 입원한 경우에 흔히 발생할 수 있다. 섬망은 치매나 노화

현상으로 인식되어 방치되기도 하지만, 뇌의 구조적 이상이라 생각되어 불필요한 검사를 시행하기도 한다. 섬망은 불량한 예후를 예고하는 전조증상일 수 있고, 또 기능감소 또는 일상생활의 의존성을 높이게 되어 결국 시설로 수용되는 경우를 초래한다.

섬망은 과활동형, 저활동형, 그리고 혼재형 섬망으로 구별되며, 치매 또는 우울증과 감별이 필요하고, 적절한 검사를 통하여 원인을 교정하고 보전적 치료로 호전될 수 있다.

노쇠는 항성성의 예비능이 저하되어, 가벼운 신체적 또는 정신적 손상에도 쉽게 건강이 악화되는 상태를 이야기한다. 노화과정에서 일어나는 다양한 원인에 의하여 발생할 수 있고, 공통적인 증상은 기력저하, 피로감, 식욕부진, 영양실조, 탈수 및 체중감소이다. 많은 경우 보행 및 균형 장애, 인지장애 및 우울증, 요실금, 낙상, 압창 등이 동반한다. 노쇠의 임상적 중요성은, 조기발견하여 적절하게 관리하면 신체기능을 호전시킬 수 있다는 점이다.

 참고문헌

1. 원장원, 노용균, 김수영, 이은주, 윤종률, 조경환 등: 한국형 일상생활활동 측정도구(K-ADL)와 한국형 도구적 일상생활활동 측정도구(K-IADL)의 개발. 노인병 2002;6:107-20.

2. Inouye SK, Charpentier PA. Precipitating factors for delirium in hospitalized elderly persons: Predictive model and interrelationship with baseline vulnerability. JAMA 1996;275:852-7.

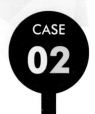

CASE 02

근감소증 및 노쇠
Sarcopenia & Frailty

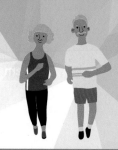

장학철(서울의대 내분비내과)

 증례

성별/나이	여자 / 89세
주소	고혈당과 무력감
가족력	15년 전 남편과 사별하고 장남, 며느리 그리고 손자와 함께 생활하고 있으며, 경제적 상태는 중상 이상이다. 흡연 및 음주는 하지 않으며, 3년 전까지는 혼자서 버스를 타고 외출도 하였으나, 최근에는 혼자서 집 앞의 노인정으로 매일 다녀올 정도의 기능을 유지하고 있었다. 어깨 부상 이후에는 혼자서 의자에서 일어나지 못하였고, 화장실도 부축을 받아야 될 정도였다.
과거력	30년 전 고혈압과 고지혈증으로 약물치료를 받았으며, 5년 전부터는 eprosartan 600 mg와 amlodipine 5 mg과 atorvastatin 10 mg의 복합제를 1회/일 복용 중이었다. 당뇨병도 30여 년 전에 진단을 받았으며 약 10~15년간은 경구혈당강하제로 조절하였지만, 10년 전부터는 인슐린과 경구혈당강하제의 병용요법으로 혈당을 조절하였다. 5년 전부터는 인슐린 글라진 14 U를 아침 식전에 1회 주사하였고, glimepiride 4 mg을 하루 1회 아침식전에 복용해 왔다. 또 항혈소판제제인 cilostazol 100 mg, 칼슘 750 mg과 비타민 D 400 IU의 복합제를 1회/일 복용하고 있었다. 피곤할 때는 박카스를 주 2~3회 드셨고, 건강기능식품으로 글루코사민을 약국에서 구입하여 복용 중이다.
현병력	당뇨병과 고혈압으로 내과 외래에서 진료 중이던 여자분이 한 달 전 왼쪽으로 넘어져 왼쪽어깨에 부상을 당해서 심한 통증이 발생하였다. 인근 정형외과에서 물리치료와 함께 어깨에 주사제를 맞았고 어깨 통증은 3~4일 이후에 호전되었다. 이후 소변을 자주 보고, 피곤 및 무력감이 발생하였다. 2주 전부터 식욕이 감소하고 식사량이 줄었고 3일 전부터는 기력이 쇠하여 혼자서 거동을 못하였고 거의 누워서 지냈다. 내원 하루 전에 인근 의원에서 측정한 무작위 혈당은 400 mg/dL를 초과하였다.

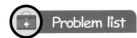

Problem list

1. 고혈당-부신피질호르몬 주사
2. 전신허약-고혈당으로 인한 급성 보상부전(acute decompensation)
3. 노쇠(frailty)

입원 후 경과

활력징후는 혈압 148/72 mmHg, 호흡수 분당 14회, 체온 36.7℃이었다.

신체검진 상 허약하게 보였고, 지남력 장애가 관찰되었지만, 부적절한 행동이나 의사소통은 없었다. 병색이 완연하지는 않았지만 결막은 약간 창백했고, 흉부나 복부에서는 특이한 이상소견은 없었다. 상지나 하지의 움직임 제약은 관찰되지 않았다. 신장은 152 cm, 체중은 54 kg로 체질량지수는 23.4 kg/m²이었다.

입원하여 시행한 포괄평가에서 근거리 시력은 0.2/0.2, 청력은 진동자를 이용하였을 때 저하되어 있고, K-ADL 43/100점(표 1), K-IDAL 1/8점(표 2), MMSE-KC 5/30점, 한국형 입원노인 섬망선별도구를 이용한 섬망 위험도는 1점(표 3)이었다. Get Up & Go 검사는 측정이 불가능하였다.

표 1 한국형 일생생활활동(K-ADL) 측정 결과

개인위생	1	계단 오르기	2
목욕하기	1	옷 입기	5
식사하기	8	대변조절	10
용변처리	2	소변조절	8
의자/침대 이동	3	보행	3
합계			43

표 2 한국형 도구적 일생생활활동(K-IADL) 측정 결과

전화사용	1	재정관리	0
물건구입	0	식사준비	0
이동방법	0	가사일	0
약 복용	0	세탁	0
합계			1

표 3 한국형 입원노인 섬망 선별도구를 이용한 평가결과

지남력장애	1
부적절한 행동	0
부적절한 의사소통	0
착각/환각	0
정신운동지연	0

입원 시 시행한 혈액검사 및 소변검사 결과는 표 4와 같다. 생체전기저항을 이용한 체성분 분석에서 제지방량(lean body mass)은 12.4 kg이었다. 고혈당의 치료는 다회인슐린주사법으로 시작하여 공복혈당은 110~140 mg/dL, 식후 2시간 혈당은 250 mg/dL 이하를 목표로 인슐린 글라진과 애피드라를 이용하여 조절하기 시작하였다. 입원 3병일째 고혈당 증상이 해소되고, 전신 허약감이 호전되어, 근육량의 감소와 근력의 저하를 호전시키기 위하여 재활의학과에 의뢰하여 근력운동을 시작하였다. 인슐린주사는 보호자(며느리)가 담당하기로 하고 인슐린 주사법도 혼합형 인슐린으로 전환하여 아침, 저녁 식사 직전에 주사하기로 하였다. 전문적인 재활치료를 위하여 재활의학과로 전과하였고, 환자는 입원 20병일에 지팡이를 사용하여 혼자 걸을 수 있을 정도로 회복하여 퇴원하였다.

표 4 입원 시에 시행한 혈액검사 및 소변검사 결과

일반혈액검사	혈색소 10.8 g/dL, 백혈구 8,580/mm³, 혈소판 157,000/mm³
일반화학검사	칼슘 8.6 mg/dL, 인 3.1 mg/dL, 공복혈당 348 mg/dL, 당화혈색소 9.5%, 혈액요소질소 34 mg/dL, 크레아티닌 1.1 mg/dL, 총 단백 6.8 g/dL, 알부민 3.2 g/dL, 총 빌리루빈 1.8 mg/dL, AST/ALT 30/42 IU/L, 총콜레스테롤 163 mg/dL, 중성지방 253 mg/dL, HDL-콜레스테롤 34 mg/dL, Na/K/Cl/TCO2 132/3.8/95/26 mEq/L, CRP 0.91 mg/dL
갑상선기능검사	Free T4 1.21 ng/dL, TSH 4.52 uIU/ml
소변검사	요당 3+, 요단백 1+
흉부 X-선	특이 병변 없음
심전도	정상
악력	오른손 9.6 kg, 왼손 8.2 kg
제지방량	11.6 kg(체중 54 kg) LBM/Wt 21.4% LBM$_{BMI}$ 0.496

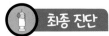 **최종 진단**

1. 고혈당에 의한 급성 보상부전
2. 근감소증 – 노쇠

 요점 정리

　근감소증은 노화로 인한 근육량의 감소와 근력의 저하로 정의한다. 근감소증은 노쇠의 중요한 원인이며, 근육의 중요한 기능인 운동 또는 보행(locomotion)을 저해하여 독립적인 일상생활에 장애를 초래한다. 또 근육은 에너지대사의 주요 장기이기 때문에 근감소증은 인슐린저항성의 증가와 관련이 있고, 심혈관 질환의 위험을 증가시킬 수 있다. 최근 발표된 연구에 의하면 근감소증이 동반된 노인에서는 사망률이 증가하는 것으로 보고되었다.

　전세계적으로 노인의 인구가 증가하면서 근감소증에 대한 관심이 높아지고 있다. 2010년 European Working Group on Sarcopenia in Older People (EWGSOP)에서, 2011년에는 International Working Group on Sarcopenia (IWGS)에서, 2014년에는 Foundation for the National Institutes of Health (FNIH) Sarcopenia Project 등에서 근감소증의 정의와 진단기준을 제시한 바 있다.

　임상적으로는 근감소증의 선별하기 위하여 입원한 노인에서 보행속도를 측정할 것을 권하고 있으며 보행속도가 0.8 m/sec 이하인 경우 근육량 측정과 약력 측정을 권하고 있다.

참고문헌

1. Kim KM, Lim S, Choi SH, et al. Cardiometabolic implication of sarcopenia: The Korea National Health and Nutrition Examination Study (KNHANES) 2008-2010. IJC Metabolic & Endocrine. 2014;4:63-9.
2. McLean R, Shardell M, Alley D, et al. Criteria for clinically relevant weakness and low lean mass and their longitudinal association with incident mobility impairment and mortality: the foundation for the National Institutes of Health (FNIH) sarcopenia project. The Journals of Gerontology Series A, Biological Sciences and Medical Sciences. 2014;69:576-83.
3. Kim KM, Lim S, Choi KM, et al. Sarcopenia in Korea: prevalence and clinical aspects. 노인병 2015;19:1-8.

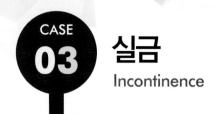

CASE 03

실금
Incontinence

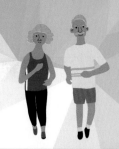

김창오(연세의대 노년내과)

 증례

성별/나이	남자 / 93세
주소	요실금 및 변실금
가족력	없음
과거력	2010년 원위부 담도암을 진단 받고 2010년 11월 22일에 pylous preserving pancreati-coduodenectomy를 시행 받았으며. 이후 2012년 2차례 저나트륨혈증으로 입원치료를 받은 적이 있었다. 당뇨병으로 경구혈당제(metformin), 고혈압으로 항고혈압제(amlodip-ine), 전립선비대증으로 약물치료(tamsulosin) 중으로 내과 및 비뇨기과 F/U 중이었다.
현병력	요실금 증상 및 전신쇠약으로 응급실 거쳐 2013년 10월 8일 입원하였다.

 Problem list

1. 요실금(소변을 보기가 어렵다)
2. 욕창
3. 전신쇠약

 감별 진단

1. 전립선비대증 악화
2. 약물 부작용
3. 종양 재발

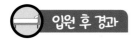

- (+) 상기 참조
- 혈액검사, 생화학검사, 요검사등 검사수치는 표로 표기(표 1)

표 1

	13/10/08	13/10/13	13/10/17	14/03/24	14/03/31	14/04/01
백혈구(/ul)	6910	10670	7210	9190	7610	6270
혈색소(g/dL)	11.0	12.3	10.7	11.1	10.8	10.3
혈소판(/ul)	210,000	239,000	233,000	294,000	268,000	238,000
BUN(mg/dL)	15.1	13.9	12.1	15.1	11.9	11.0
Cr(mg/dL)	0.72	0.67	0.74	0.95	0.82	0.88
Albumin(g/dL)	3.4	3.0	2.8	2.9	2.8	2.6
eGFR(MDRD)	>90	>90	>90	74	88	81
Na(mEg/L)	132	138	139	137	142	140
K(mEg/L)	3.8	4.5	4.2	4.3	4.2	3.8
HbA1c	6.3			5.3		

- 비뇨기과 협진(13년 10월 9일)

  배뇨: 빈뇨+, 야간뇨+, 절박뇨+, 요실금+, 잔뇨감+

  Voiding Volume/Residual Volume: 520/650, 요저류가 있었던 환자로 1주간 Foley insertion 유지 이후 비뇨기과 검사 진행(잔뇨, 배뇨증상 확인)하며, bethanechol (cholinergic drug) 추가하기로 하였다.

- 비뇨기과 재협진(13년 10월 18일)

  TRUS (transrectal ultrasound - guided prostate biopsy) 진행 시 전립선 용량 32.80 gm으로 기존약에 dutasteride 추가하기로 하였다. Foley catheter는 유지하기로 하였다.

- 13년 10월 22일 경과 호전되어 퇴원하였다.

  〈비뇨기과 외래 경과기록(13년 10월 25일)〉

  ** 방광경 검사 소견 **

  Bladder irrigation시 urine color was clear

  Blood clot (−)

  First voiding sense at 100 cc

Full voiding sense at 210 cc

weak stream voiding with hesitancy

Voided volume: 170 cc

Residual volume: approximately 40 cc

〈비뇨기과 경과기록(14년 3월 11일)〉
기존약(3가지) 유지

Tamsulosin(이전), dutasteride, bethanechol(13년 10월 22일부터)

Residual Urine: 540 cc checked

- 14년 3월 24일 변실금과 욕창(pressure sore on buttock)으로 입원하였다.

〈입원 후 비뇨기과 협진(14.03.18) 방광경 소견〉

First voiding sense at 100 cc

Full voiding sense at 300 cc

Voided volume: failed

notify 후 Foley reinsertion

(답변) Foley catheter removal 후 voiding fail 가능성 높으면 suprapubic cystostomy 필요하다.

- 항문외과 협진

Fecal incontinence 증상이 열흘 전부터 생긴 분으로 최근의 medical condition 변화나 medication(특히 항생제) 변화가 없었는지 확인해 볼 필요 있겠습니다. Medication이 문제라면 조정이 필요하며 General condition 문제라면 건강 회복하면서 fecal incontinence도 호전될 것으로 생각됩니다. 더불어 stool culture 및 colonoscopy와 같은 검사 시행하여 기질적인 문제도 고려할 필요가 있겠습니다.

다른 모든 이상이 없는 경우로 최종적으로 판단되면 arestal 1T h.s.로 처방하여 복용하시면 fecal incontinence 증상 호전에 다소 도움이 되겠습니다.

4월 1일 suprapubic cystostomy 시행
4월 3일 퇴원

#1. BPH (Benign prostatic hypertrophy)

BPH로 인하여 반복적으로 Foley insertion 시행하고 있는 상태로, Foley remove 하였으나 voiding fail 하여 2014.4.1 suprapubic cystostomy 시행하였다.

acute complication 없고 wound clear 하여 퇴원하였다.

– 1개월 간격으로 catheter change 필요하여 1개월 뒤 비뇨기과 외래 예약하여 퇴원하였다.

#2. Fecal incontinence

Fecal incontinence 증상 지속되어 이에 대하여 외과 협진 의뢰하였으며, arestal 1 mg 복용 시작하였고 suprapubic catheter remove하고 harnal, avodart D 중단하였다.

여전히 stool passing에 대한 감각 없으나 배변 횟수 줄어 증상 호전되었다.

- 현재 가정간호 통해 1개월에 한 번 관 교체 중이다.

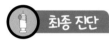

최종 진단

1. Urinary incontinence: neurogenic bladder, BPH
2. Fecal incontinence: general condition 악화, aging, drug adverse effect (adrenergic blocker)

요점 정리

- 노쇠
- 요실금, 신경인성 방광
- 변실금: 전신기능저하, 노화, 약물부작용

93세 쇠약한 남환은 요실금을 주소로 내원하여 전립선 비대증의 악화 및 신경인성 방광으로 진단받고 약물치료를 시작하였으나, 지속적인 전신 악화 및 임상적 호전이 없었으며, 이후 변실금으로 다시 입원하였다. 변실금의 원인으로 부분적으로 기존 약물의 부작용이 의심되어 약물 조정이후 변실금은 호전되었다.

참고문헌

1. Tariq SH, Wilson MM. Geriatric incontinence-selected questions. Missouri medicine 2007;104:440-5.
2. Matthews CA. Risk factors for urinary, fecal, or double incontinence in women. Curr Opin Obstet Gynecol 2014;26:393-7.

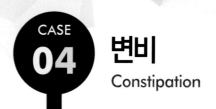

CASE 04 변비
Constipation

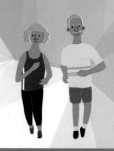

유성훈(한림의대 내분비내과)

 증례

성별/나이	여자 / 67세
주소	변비
가족력	남편과 함께 생활하고 있으며, 경제적 상태는 중하 정도이다. 흡연 및 음주는 하지 않으며, 규칙적인 운동은 하지 않고 있다
과거력	집 근처 병원에서 고혈압약제로 atenolol 25 mg, amlodipine 5 mg, hydrochlothiazide 12.5 mg, aspirin 100 mg을 복용 중이며, 당뇨병 약제로 metformin 2,000 mg/일, amitriptyline 30 mg/일 처방 받아 복용 중이었다. 작년부터 골다공증 예방 위해서 약국에서 칼슘제를 구입하여 아침, 저녁으로 투여하고 있었다.
현병력	고혈압, 당뇨병으로 집근처 병원에서 진료 중이던 여자분으로 몇 개월 전부터 지속된 변비로 민간요법 시행하다가 증상 호전 없어 본원 내원하였다. 10년 전부터 고혈압과 당뇨병으로 경구약 투여 중이며 변비와 함께 소화장애를 호소하였고, 복통은 호소하지 않았다.

 Problem list

1. 변비
2. 고혈압
3. 당뇨병
4. 다약제 복용

활력징후는 혈압 125/55 mmHg, 호흡수 분당 16회, 체온 36.7℃이었다.

신체검진 상 지남력은 정상이었고, 병색이 완연하지는 않았다. 결막은 정상이었으며, 흉부나 복부에서는 특이한 이상소견은 없었고, 상 하지에 근력 소실은 없었다.

환자는 수면 위내시경 및 대장내시경 시행하였고 만성 표재성 위염과 결장의 3 mm 용종 외에 특이 소견 없었다.

입원 시 시행한 혈액검사 및 소변검사 결과는 표 1과 같다.

표 1 입원 시에 시행한 혈액검사 및 소변검사 결과

일반혈액검사	혈색소 11.3 g/dL, 백혈구 6,590/mm³, 혈소판 201,000/mm³
일반화학검사	칼슘 9.0 mg/dL, 인 2.9 mg/dL, 공복혈당 185 mg/dL, 혈액요소질소 38 mg/dL, 크레아티닌 1.41 mg/dL, 총 단백 7.1 g/dL, 알부민 4.4 g/dL, 총 빌리루빈 1.1 mg/dL, AST/ALT 32/23 IU/L, 총콜레스테롤 189 mg/dL, 중성지방 159 mg/dL, HDL−콜레스테롤 39 mg/dL, Na/K/Cl/TCO2 138/3.5/96/25 mEq/L
갑상선기능검사	Free T4 0.51 ng/dL, TSH 57.3 uIU/ml
소변검사	정상
흉부 X−선	특이 병변 없음
심전도	정상

환자가 복용하는 약제 중 변비를 유발할 수 있는 고혈압약제 및 당뇨약제와 칼슘제를 중단하였으며 갑상선기능저하증 치료를 위해 synthyroxine 0.1 mg을 처방하였다. 변비약제 7일간 처방 후 외래 관찰하기로 하였나.

퇴원 3주 후 외래 내원 시 환자는 약제의 변경 및 갑상선 호르몬제 복용 후에 변비증상의 호전을 보였다고 하였으며 변비약을 추가로 처방하지는 않았다.

최종 진단

1. 변비
2. 다약물복용
3. 갑상선기능저하증
4. 약제 및 갑상선 기능저하증으로 인한 이차성 변비

변비는 가장 흔한 소화기 질환 가운데 하나로 전 연령에서 흔하게 발생한다. 국내에서 변비의 유병률에 관한 대규모 연구는 드물지만 한 역학 연구에서 기능성 변비의 유병률이 16.5%로 보고된 바 있다. 노화는 여러 장기 조직의 변성 및 생리적 기능저하를 유발하는데, 대부분의 연구에서 대장, 골반 근육 및 항문 기능 역시 노화에 의해 저하되므로 노인에서 변비가 잘 발생한다고 알려져 있으며 완하제의 사용 역시 고령 인구에서 흔하다고 알려져 있다. 노인들에 있어 변비는 일상생활에 많은 제한을 가하여 삶의 질을 더욱 떨어뜨리게 된다. 변비의 발생에 관여하는 요소들(활동감소, 부적절한 식이, 수분 섭취의 감소, 우울증, 여러 약물 복용, 흔한 신경근육 질환, 직장 감각저하, 직장 배출기능 이상 등)이 노인에서는 젊은 층보다 흔하다는 사실은 노인에서 변비 환자의 빈도가 젊은 층보다 높음을 잘 설명한다. 따라서 노화에 따른 변비의 기전은 노화자체보다 동반질환, 활동성감소, 섬유질섭취감소, 약물 등에 의한 것으로 생각되며 부족한 섬유질 섭취가 가장 중요한 원인으로 보인다. 급격한 인구 고령화가 진행되고 있는 가운데 노화에 따른 질환 양상의 변화를 일찍 발견하고 대책을 수립하는 것이 중요하다. 노인 변비라 해서 변비발생 기전에 특별한 차이가 있는 것은 아니지만, 특히 전신 질환 또는 약물에 의한 이차성 변비나 기질성 변비의 가능성이 젊은 층에 비해 높으므로 이러한 가능성을 염두에 두고 철저한 진단을 통해 적절한 관리를 하여야 할 것이다.

참고문헌

1. Park KS. Constipation in the elderly. Korean J Med 2010;78:309-13.
2. Bouras EP, Tangalos EG. Chronic constipation in the elderly. Gastroenterol Clin North Am 2009;38:463-80.
3. Gallagher P, O'Mahony D. Constipation in old age. Best Pract Res Clin Gastroenterol 2008;23:875-87.

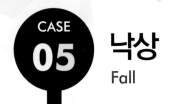

CASE 05 낙상
Fall

박명화(충남의대 간호학과)

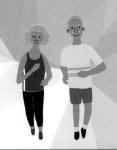

성별/나이	여자 / 86세
주소	낙상
가족력	환자는 남편과 사별한 후 혼자 살고 있고 이웃에 살고 있는 큰 딸이 돌보아주고 있었다. 환자가 거주하는 집의 화장실은 변기의 높이가 환자의 키에 비해 낮은 편이고 문턱이 있다. 화장실 바닥은 물이 잘 배수되지 않아 고여 있고 빛이 다소 어두운 전구를 사용하고 있었다. 화장실 스위치는 화장실 밖에 있었다. 방문마다 문턱이 있고 바닥은 장판이 깔려 있으나 오래 되어 울퉁불퉁하고 벗겨져 있는 곳이 있다. 바닥에는 전선이나 생활용품들이 치워지지 않은 채 어지럽게 놓여있곤 했다.
과거력	입원 전에는 사람과 주위 환경에 대한 지남력이 있었으며 간단한 요리를 하거나 세수, 양치질 등의 자가관리를 할 수 있었다. 그러나 고관절, 무릎, 손 부위의 만성 관절염 때문에 거동이 불편해서 보행 시 지팡이를 사용하지만 주위 도움이 없으면 많이 걷지 않았다고 한다. 환자는 고혈압 병력을 가지고 있어 Diltiazem SR. 90 mg을 하루 1회 복용하고 있었고 울혈성 심부전으로 Lasix를 40 mg씩 하루 2회 복용 중이었다. 백내장이 있어 수술을 고려하고 있지만 교정 근거리 시력은 0.80이었다. 또한 보건소의 방문간호사가 평소 환자의 집을 방문해서 돌보고 있었다.
현병력	86세의 여성 노인이 폐렴 때문에 병원에 입원하게 되었다. 처음에는 증상이 독감으로 시작되었으나 상태가 악화되어 환자를 돌보던 방문간호사의 의뢰에 의해 입원하게 되었다. 환자가 사용하고 있는 침대의 침상난간은 잘 고정되어 있지 않아 환자가 잡으면 난간이 흔들거렸다. 환자는 원래 요실금이 있었으며 입원 후 증상이 심해져서 급히 화장실까지 가려고 하는 경우가 자주 있었다. 입원 이튿날 1번 바닥에서 미끄러진 경험이 있었다. 입원 후 일주일 경 새벽 3시 화장실을 가기 위해 침대 난간을 잡고 일어나던 중 난간이 옆으로 밀쳐지면서 침상바닥으로 떨어져 왼쪽 팔목의 골절을 입었다.

1. 요실금
2. 고혈압
3. 노인성 폐렴
4. 울혈성 심부전
5. 백내장
6. 낙상

 입원 후 경과

입원 당시에는 몸이 쇠약하고 일시적 혼동증상을 보였다. 호흡곤란과 분당 32회의 빈호흡 증상을 보였고 호흡음 청진 결과 악설음이 들렸다. 혈압은 140/70 mmHg이었고 기립성 저혈압은 없었다. S3, S4심음이 청진되었으나 경정맥 팽만은 보이지 않았다. 이중심초음파검사 결과 분출계수(ejection fraction)는 45%이었고 흉부 X선 검사에서 심실, 심방, 폐정맥의 확대는 보이지 않았고 중심정맥압은 13 cmH$_2$O이었다. 심전도에서는 PR, QRS, QT간격이 다소 감소된 것이 보였다.

 최종 진단

기동성 및 감각기능저하로 인한 낙상

 요점 정리

1. 이 환자에서 낙상의 위험요인은 무엇인가?

낙상의 위험요인은 복합적이며 포괄적으로 평가되어야 한다(표 1). 신체적, 환경적, 기능적 측면의 요인을 포괄적으로 살펴보는 것이 필요하다. 또한 변화 가능한 위험요인(약물, 시력 혹은 청력 저하에 대한 치료가 이루어지지 않음, 맞지 않는 신발 등)과 변화 불가능한 위험요인(낙상병력, 나이, 성별 등)을 구분하도록 한다.

해당 증례에서 신체적 측면의 원인을 살펴보면 다음과 같다. 요실금은 삶의 질을 저하시키고 신체적 문제, 심리사회적 고립과 자신과 가족 및 돌봄 제공자에게 심각한 심리적 스트레스를 유발시키며 낙상의 위험요인이기도 하다. 현재 환자는 야간뇨를 유발시키는 울혈성 심부전으로 인해 이뇨제인 Lasix를 복용 중이다. 루프계 이뇨제는 소변 배설을 증가시키고 요실금을 악화시키는 요인이 된다. 요로계의 노화는 약물 부작용에 특히 취약하다. 요실금으로 인한 야간뇨는 노인으로 하여금 무리한 거동을 하게 하여 낙상의 위험을 높인다. 또한 섬망과 같은 정신상태의 변화, 급성 질병이나 외과적 치료, 방광근 비후와 골반저근 이완 등의 노화로 인한 변화 역시 요실금을 초래할 수 있다.

항고혈압제도 낙상의 원인이 될 수 있다. 환자는 칼슘채널 차단제인 Diltiazem SR 90 mg을 복용하고 있는데 Diltiazem은 관상동맥과 말초혈관 이완제이고, 관상동맥의 혈류를 유지시키고 수축기성 고혈압에서 효과가 증가한다. 그러나 투여 중에 심박동수를 측정하여 50회 이하로 저하된 경우에는 증량하지 않아야 한다. 부작용으로는 서맥, 부정맥, 울혈성 심부전, 두통, 나트륨정체, 전도

표 1 노인에 있어 복합적인 낙상 위험 요인

노화 관련 요인	
자세조절 변화	체위감각 저하, 대광반사 속도 저하, 근긴장도 저하, 체위 흔들림 증가, 기립성 저혈압
보행 변화	보행시 발을 높게 들지 않음 −남성: 굽은 자세, 발 사이를 넓게 벌림, 보폭이 짧음 −여성: 발 사이를 좁게 벌리고 천천히 걸음
몸의 안정성 저하로 인한 병리적 문제 증가	퇴행성 관절 질환, 고관절/대퇴골 골절, 뇌졸중 후유증, 잘 사용하지 않는 근육 허약, 발의 질환이나 기형, 시력/청력 감퇴, 건망증과 치매, 기타 질환
야뇨증 유발 질환	요실금, 울혈성 심부전, 정맥부전 등
질환 관련 요인	
기립성 저혈압	저혈량 혹은 심박출량 감소, 자율신경계 장애, 정맥 순환 장애, 장기간 와상, 식후 저혈압
특정 질환	급성 질환 및 심혈관질환(부정맥, 심장판막질환, 경동맥동성 실신)
약물 관련 요인	
약물	이뇨제, 삼환계 항우울제, 진정제, 항정신약물, 혈당하강제, 혈관확장제, 마약, 알코올 등
환경 관련 요인	
환경적 위험	부적절한 높이의 의자, 침대, 변기 안전 손잡이가 없는 경우 제대로 정리되지 않은 침요, 전기줄 미끄러운 바닥과 욕조 밝기가 충분하지 않거나 눈부신 조명 갈라지고 금이 간 바닥
기타 요인	
사고	미끄러지거나 걸려서 넘어짐 환경적 위험요인과 기능적 요인과의 상호작용
실신	갑작스러운 의식상실
발작적 낙하	의식상실 없이 일어나는 갑작스러운 하지 허약
낙상 두려움	낙상에 대한 공포로 활동이 위축되어 기능저하

이상, 변비 등이 있을 수 있어 낙상을 유발할 수 있다.

노인성 폐렴은 전형적 호흡기 증상이 미비하여 진단이 지연될 수 있다. 고열, 기침, 객담 같은 전형적인 증상보다는 섬망 등의 의식변화가 먼저 오는 경우가 흔하다. 따라서 증례의 환자도 호흡곤란과 빈호흡이 발생하면서 정신적인 혼동이 심해지는 상황이고 이는 낙상이 발생할 수 있는 위험요인이라고 할 수 있다.

노인에게서 나타나는 울혈성 심부전의 주요 증상은 호흡곤란, 부종, 기침, 피로이며 기좌호흡, 휴식 시의 피로, 발작성 야간 호흡곤란, 야뇨증, 부종을 확인하는 것도 중요하다.

백내장도 낙상의 위험을 증가시킬 수 있다. 해당 환자의 백내장은 밝은 조명에서는 시력에 장애를 줄 만큼 심각하지는 않지만, 조명이 어두운 곳이나 밤에는 사물을 보는데 장애가 있을 수 있다.

또한 환자의 기동성도 낙상의 주요 요인 중 하나이다. 현재 환자는 관절염, 노화 등의 원인으로 보행이 불편하기 때문에 거동이 불편한 상태이고 이는 환경적 요인과 더불어 낙상의 위험을 증가시킨다. 낙상에 영향을 미치는 중요한 요인 중 하나인 환경적 요인을 확인하기 위해 입원 전 환자의 가정에서 불편한 가구배치, 잘 되지 않는 정리정돈, 부적절한 조명, 부적절한 바닥, 높은 문턱, 미끄러운 바닥 등이 낙상의 위험요인이라고 할 수 있다. 또한 입원 중에 병원의 불안정한 침상난간은 낙상의 위험을 증가시킬 수 있는 환경적 위험요인이다.

2. 환자의 추가적인 낙상을 예방하기 위한 방법은 무엇인가?

현재 환자는 S3, S4심음이 청진되나 경정맥 팽만은 없고 분출계수(ejection fraction)가 45%이어서 좌심실의 기능은 보존되면서 울혈성심부전의 증상이 나타나는 이완기성 심부전이라 할 수 있다. 흉부 X선 검사에서 심실, 심방, 폐정맥의 확대는 보이지 않고 중심정맥압은 13 cmH$_2$O로 정상이고, 심전도에서는 PR, QRS, QT간격이 다소 감소되었으나 이는 노화의 과정을 고려하여 정상으로 간주한다. 그러므로 울혈성심부전의 심각도는 중증은 아니다. 따라서 환자의 울혈성심부전은 완화되는 중이므로 요실금을 유발하는 Lasix 용량의 감소와 이뇨제 투여 시간을 조정하여 낙상의 위험성을 줄이는 것을 고려해 볼 수 있다.

노화로 인해 야간 시력이 저하되어 야간에 화장실로 갈 때 낙상과 같은 사고의 위험을 증가시킨다. 화장실로 가는 통로에 야간 조명을 두어 환경적 위험요인을 줄이도록 한다. 잠자리에 들기 직전의 수분섭취는 제한해야 하지만 루프 이뇨제는 탈수를 유발할 수 있고 탈수도 낙상을 유발할 수 있으므로 무조건적 제한보다는 적절한 수분섭취가 필요하다.

노인에게서 폐렴 발생의 위험인자는 연하장애로 인한 반복적인 흡인, 인지기능장애, 영양결핍, 알코올 중독, 폐쇄성 폐질환, 울혈성 심부전, 신질환 등이 있는데 해당 환자는 울혈성 심부전과 관련이 있다고 볼 수 있다. 노인 폐렴의 가장 큰 특징은 발열과 기침, 객담, 흉통 등의 호흡기 증상이 미미하고, 단지 식욕저하, 전신 쇠약감, 의식변화 등으로 내원하여 진단과 치료가 지연될 수 있다는 것이다. 이 환자도 감기인 줄 알고 치료를 지연시키다가 입원한 경우로 호흡곤란, 쇠약과 입원 후 심해진 혼돈을 보였다. 이러한 급성 감염과 그로 인한 의식 변화는 낙상의 위험 요인 중 하나이므로 환자에게 효과적인 항생제를 선택해서 투여하고 충분한 수분공급, 영양공급, 휴식, 호흡치료 등의 신속한 중재가 필요하다.

환자의 백내장은 아직 심각한 수준은 아니지만 시력에 영향을 미쳐서 낙상 유발에 기여할 수 있으므로 환경적인 위험들을 모두 제거하는 것이 중요하다. 예를 들어 화장실로 가는 조명을 밝게 유지하고, 마모된 바닥을 수리하기, 바닥에 있는 전선이나 물건을 정리하고, 욕조와 변기 주변에 손잡이를 설치하며, 욕조 바닥에 고무 매트를 놓는 것 등이 해당될 수 있다. 그리고 환자는 현재 지팡이 같은 보조기구를 이용해서 보행을 하고 있는데 부적절한 기동성 보장구의 사용도 낙상 위험성을 유발한다. 따라서 환자의 보행을 주의 깊게 관찰하여 보조기구의 정확한 사용법을 알고 제대로 사용하고 있는 지 등을 평가하여 교육을 해야 한다. 또한 독립적인 보행이 어려우므로 침상 밖

표 2 보행과 균형감각 검사: Timed Up & Go Test

목적
노인의 보행과 균형 상태를 평가하기 위해 우선적으로 실시하는 선별검사이다.

방법
− 대상자가 의자에 등을 기대고 앉은 후, 팔을 팔걸이에 편안히 내려놓도록 한다. 보행 보조기구를 사용하는 경우 손으로 잡도록 한다.
− "출발"이라고 말하면, 대상자는 의자에서 일어난다.
− 편안하고 안전한 속도로 3 m 떨어져 있는 선까지 걸어간다.
− 방향을 바꾸어 되돌아 오도록 한다.
− 되돌아 걸어와서 다시 의자에 앉는다.
− 동일한 검사를 3번 실시하여 평균을 낸다.

검사 결과의 해석

평균시간	10초 미만	11초~19초	20초~29초	30초 이상
이동 상태	자유롭게 이동 가능	독립적인 이동 가능 보행보조 불필요	이동 기능저하 보행보조 필요	이동 장애
낙상 위험	낮음	낮음~중등도	중등도~높음	높음
추가 검사	필요 없음	낙상위험요인 평가 필요	포괄적 낙상 평가 필요	포괄적 낙상 평가 및 전문가 의뢰

출처: Podsiadlo, D.,&Richardson, S. (1991). The timed "Up & Go": A test of basic functional mobility for frail elderly persons. Journal of American Geriatrics Society, 39(2), 142–148.

으로 나갈 때나 거동을 할 때 도움을 요청하도록 교육하는 것도 중요하다. 또한 추가적인 낙상을 예방하기 위해서 지속적인 낙상 평가가 중요하다. 한 번이라도 낙상을 경험했던 노인에게는 낙상 상황에 대한 검토 및 보행과 균형감각 검사를 실시하고(표 2), 복합적인 낙상원인을 다면적으로 평가하는 포괄적 낙상 평가가 이루어져야 한다(표 3).

표 3　포괄적 낙상 평가

영역	구체적 내용
낙상력, 낙상 상황, 낙상 위험요인	– 낙상력 – 낙상 상황 – 낙상 두려움(설문을 통한 평가/ 관찰가능한 지표: 보행 시 얼굴 표정이 불안해 보임, 보행 시 땀을 흘리거나 떨거나 호흡곤란을 보임, 보행 혹은 이동 시 사람이나 물건을 목발처럼 자꾸 짚음, 보행 시 자신의 발자국을 쳐다봄, 낙상 이후 이동이 불안정하고 감소됨, 자세 바꾸거나 보행하기를 주저함) – 낙상 위험요인 확인(변화 가능한 위험요인–약물, 치료받지 않은 감각기능저하, 잘 맞지 않는 신발 등과 변화 불가능한 위험요인–낙상병력, 나이, 성별 등)
건강력과 기능 상태	– 급성 병력 – 만성적 건강문제 – 인지기능 – 기능 상태
약물 복용 및 알코올 섭취	– 최근 처방전 확인 – 처방전의 변화 여부 확인 – 비처방 약물과 건강기능식품 확인 – 알코올 섭취량과 빈도 확인 – 최근의 약물 사용 변화 혹은 약물 부작용 확인 – 3~4개 이상의 다약물복용 여부 확인 – 낙상 위험을 증가시키는 약물: 중추신경계/정신과 약물(진정수면제, 항우울제, 삼환계 항우울제, SSRI, 항정신병약물, 벤조다이아제핀 등), 심혈관계 약물(이뇨제, 항부정맥제, 심장 글라이코사이드 등), 당뇨약제
활력징후와 통증	– 체온, 호흡수와 리듬, 심박동수와 리듬의 변화 – 기립성 저혈압 여부(누워 있을 때, 앉아 있을 때, 서 있을 때 혈압과 맥박을 측정한 후 수축기 혈압이 20 mmHg 이상 변화가 있는 경우 의심)
시력 검사	– 백내장, 녹내장, 당뇨병성 망막증, 황반변성 등 안과 문제 확인 – 시력감퇴, 시야결손, 시력 손상, 깊이 감각 장애 등 병력 확인 – 안경이 깨끗한지, 잘 맞는지, 적절히 사용하는지 확인
근골격계 및 발 검사	– 근골격계 변화나 관절의 기형 및 골절 등 – 골관절염 특히 무릎관절염 – 하지장애 – 발 문제(티눈, 굳은 살, 건막류, 발가락 기형 등) – 하지 근력 약화, 길이 불균형, 감각 및 평형감각 저하 등 하지 기능 장애 – 하지 관절 가동범위
심혈관계 사정	– 심혈관계 병력(부정맥, 심장판막증, 심근경색, 심장전도차단, 주저앉음, 실신, 어지럼증, 경동맥 잡음, 심장잡음 등) – 이뇨제, 항부정맥제, 디곡신 등 심혈관계 약물 사용

영역	구체적 내용
신경계	– 뇌졸중, 일과성 허혈발작, 간질병 병력 – 파킨슨병, 근위축증, 다발성 경화증, 정상압 수두증과 같은 보행장애를 일으키는 신경계 질환 – 기타 신경계 질병(경추 및 요추 척추증, 소뇌 질병, 대뇌질병, 말초신경병증) – 치매, 인지장애, 의식장애 병력 – 평형장애 병력(현훈, 어지럼증) – 근육강직, 진전, 불수의적 운동장애 – 말초감각 평가(가벼운 촉각, 통각, 온열감, 진동) – 소뇌기능 평가(Romberg Test, Heel to Shin test) – 주로 사용하는 손의 악력 감소
우울증 선별 검사	– 우울증 병력 – 표준화된 도구를 사용한 우울증 선별검사 – 최근 항우울제 복용 여부(삼환계 항우울제, SSRI 등)
요실금, 변실금 검사	– 요실금이나 변실금 병력 – 긴박성 요실금, 과민성 방광의 진단 – 긴박뇨, 절박뇨, 야뇨증 – 요실금이나 과민성 방광 치료 약물 복용 – 이뇨제 복용
보행기구, 보조기구, 보호장구의 올바른 사용	– 보행기(지팡이, 워커, 목발) – 기타 보조기구(휠체어, 전동 스쿠터) – 보호장구(고관절 보호기, 헬멧) – 신발 밑바닥과 사이즈의 적절성 – 보조기구 및 보호장구의 사이즈 적절성 및 안전성 – 보조기구 및 보호장구의 정확한 사용
환경 평가	– 억제대 사용 – 침상난간의 안전성 – 손잡이의 충분성, 특히 높이, 위치, 유용성 등 고려 – 바닥표면의 미끄러움, 눈부심 – 눈, 빙판, 추운 날씨, 미끄러움 – 병원 복도에 의료장비 배치 등 – 부적절한 조명 – 고르지 않은 바닥 – 끈, 깔개 등이 정리되어 있지 않은 경우 – 갈라지고 고르지 않은 통로 – 시설물(화장실, 목욕탕)과 가구의 높이가 이동하기에 적절하지 않은 높이

3. 낙상의 원인을 확인하기 위해 감별해야 할 진단은 무엇인가?

실신은 뇌혈류의 감소로 일시적 허혈상태가 초래되어 발생하고 자세 조절이 상실되는 갑작스럽고 일시적인 의식상실이라고 할 수 있다.

실신의 감별진단을 위해 의식의 소실이 있는지와 갑자기 발생하고, 지속시간이 짧고, 저절로 회복되었는지의 2가지를 확인하여야 한다. 이와 같은 항목을 정확히 확인하지 않을 경우 다른 원인들을 실신으로 잘못 진단할 수 있다. 어지럼증, 현훈, 일시적인 기억상실, 혼돈, 혼수상태 등도 실신과는 구분되어야 한다.

심장신경성 실신은 정상적인 자극에 대한 반응으로 혹은 혈관확장, 혈압 저하 등에 의하여 혈액순환을 돕는 반사기전이 작동하여 혈압이 감소하고 대뇌혈류의 전반적 감소를 가져와 실신을 초래하는 경우이다. 상황성 실신은 특정 상황과 연관되어 발생하는 것으로, 중년이상의 환자에서 자율신경계 부전의 초기 증상으로 전형적인 기립성 저혈압이 나타나기 전에 경험한다. 배뇨, 배변, 기침과 같은 특정 상황에서 발생하며 체내 자율신경계의 이상에 의하여 실신이 발생한다. 이 환자가 만약 심초음파에서 심한 대동맥판막 협착증, 심방 점액종, 심낭압전 등의 소견이 보인다면 실신의 가능한 요인으로 판단할 수 있겠으나, 이 환자의 심초음파에서 분출계수(ejection fraction)는 45%인 것 외에 다른 이상은 없었다.

추가적으로 부정맥을 검사하는 것도 실신과 증상을 감별하는 데 필요하다. 실신 증상을 동반하지 않아도 3초 이상 지속되는 무수축, 빠른 심실상성 빈맥 혹은 심실 빈맥(≥160회/분, >30초)은 의미있는 부정맥이다.

또한 실신의 비심인성 원인도 흔하며 대표적인 것이 기립성 저혈압이다. 이는 기립하였을 때 3분 이내로 수축기혈압이 20 mmHg 이상 떨어지는 것이다. 기립성 저혈압은 노인에서 감소된 혈액량, 정맥부전증, 압력수용체 반응의 저하와 약물(항고혈압제, 삼환계 항우울제 등의 항콜린성 작용 약물)에 의해 가장 흔하게 발생한다. 그리고 장시간 누워 있다가 일어서려고 할 때 기립성 저혈압을 경험할 수도 있다. 해당 환자의 검사결과 기립성 저혈압은 아직 보이지 않으나 수축기 혈압이 90 mmHg 미만이면서 항고혈압제, 장기적 침상안정 등의 위험요인이 있으므로 지속적인 평가로 추가적인 낙상을 예방하는 것이 필요하다.

4. 퇴원 후 가정환경에서 낙상예방을 위해 개선해야 할 사항은 무엇인가?

노인은 인지변화로 인해 높낮이를 감지하는 능력이 감소한다. 이는 조명을 밝게 하고, 문턱이나 계단과 같이 높낮이 차이가 있는 곳에 대조적인 색을 칠하고 접근했음을 알리는 신호를 주는 것 등으로 도움을 줄 수 있다. 가구 배치도 환자의 이동을 보조할 수 있도록 바꾸는 것이 좋다.

조명의 경우 밝은 조명 하나보다 혼합된 조명 여러 개가 더 적합하다. 형광등은 눈의 긴장과 눈부심을 자극하므로 바람직하지 않다. 야간에 혼동을 일으키지 않도록 부드러운 야간 조명을 켜두거나 조명스위치가 잘 보이도록 표시한다. 실내 바닥을 복잡한 디자인으로 하면 활동 시 현훈과 혼동을 일으킬 수 있으므로 단일 색깔이 좋다. 욕실과 부엌은 물 때문에 미끄러지기 쉬우므로 바닥에 미끄럼 방지처리를 하고 바닥을 건조하게 유지한다.

화장실에서 낙상이 자주 발생하는데, 화장실 조명은 항상 작은 등을 켜두어 어둡지 않게 한다. 화장실 안에 스위치가 있는 것이 유용하다. 그리고 타월, 드라이어, 기타 물건을 욕실 바닥에 두지 않도록 사용한다. 욕조와 변기에 손잡이를 설치하여 지지할 수 있도록 한다. 샤워나 목욕을 할 때

잠시 앉을 수 있는 공간(의자)이 있으면 좋다. 변기에 앉거나 서는 것이 어려울 때에는 손잡이와 지지대가 도움이 된다. 변기가 낮으면 노인이 사용하기에 불편하므로 받침대를 두어 높이를 조절하는 것이 좋다.

참고문헌

1. Phelan EA, Mahoney JE, Voit JC, Stevens JA. Assessment and management of fall risk in primary care settings. Med Clin North Am 2015;99:281-93.
2. 유형준. 낙상-노인증후군. 노인병 2011;15:112-4.
3. Ungar AL, Rafanelli M, Iacomelli I, Brunetti MA, Ceccofiglio A, Tesi F, Marchionni N. Fall prevention in the elderly. Clin Cases Miner Bone Metab 2013;10:91-5.
4. Bradley SM. Falls in older adults. Mt Sinai J Med 2011;78:590-5.

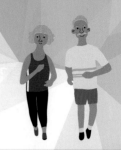

CASE 06

욕창
Pressure Sore

장기언(한림의대 재활의학과)

 증례

성별/나이	남자 / 75세
주소	욕창: NPUAP 3단계, 크기 3.3×2.8 cm, 삼출액 많음. 가피, 괴사. Braden Scale: 9
가족력	남자 75세 환자로 과거력상 10년 전 당뇨병 진단받았고, 내원 2년 전 치매진단 받았으며, 1년 전 화장실에서 넘어져서 고관절 골절되어 인공관절 수술 받은 후 요양병원에서 재활 치료 중, 내원 2개월 전부터 구강 섭취 저하, 식욕 저하, 탈수 증상을 보여 오다가, 오랜 부동 상태로 천미골부의 욕창이 발생하여, 최근 수일간 체온이 상승하여 본원 응급실을 경유하여 입원하였다.
과거력	욕창의 위치는 천골부였으며, 욕창의 정도는 National Pressure Ulcer Advisory Pannel (NPUAP)에서 제시한 4단계 중에서 3단계였고, 욕창의 크기는 3.3×2.8 cm로 삼출물이 많았다. 욕창은 가피로 덮여 있어서, 괴사 조직을 제거하고 농양을 배액하였다. 다량의 삼출물로 인한 침연(maceration)을 감소시키기 위해 수성콜로이드(hydrocolloid)로 주위피부를 보호하고, 친수성섬유(hydrofiber), 폼(foam)을 이용하여 드레싱하였다. 상처에 국소적 습윤 드레싱 요법을 적용하여 부육조직이 제거 되도록 하였고, 육아조직 형성을 촉진하였다. 농양에 대한 균배양검사, 항생제 감수성 검사 시행하였고, 항생제 치료도 병행하였다. 혈액검사 결과, Total Protein 5.4, Albumin 2.5로 낮게 나타나서, 전반적인 영양상태 개선을 위하여 수액 주사를 추가하였고, 영양에 대한 환자, 보호자 교육을 강조하였다. 영상 검사 결과, 폐렴이 발견되었으며, 경구 섭취 기능의 저하 및 기도 흡입으로 인한 흡인성 폐렴으로 추정되었고, VFSS 연하검사 결과 미음식이에 대하여 후두개곡(Vallecula) 잔유물이 남아 침습되는 연하장애가 있는 것으로 판단되었고, 연하 재활치료도 병행하였다.
현재력	천미골부의 압박을 최소화하기 위하여 2시간 마다 자세 변경을 시행하였고, 침대는 공기매트리스로 변경하였다. Confined PT 물리치료를 처방하여, 환자 관절 운동과 환자의 이동성을 촉진시키고, 적절한 체위를 교육하여 신체표면에 압력을 감소시키고, 환자 이동이나 자세 변경때, 환자 의복으로 잡아 당기지 말고, 환자이동 보조도구, 미끄럼 시트를 이용할 것을 보호자, 간병인에게 강조하였다.

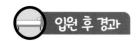

1. 입원 2주

욕창 3단계, 크기 3.1 × 2.7 cm, 삼출물 다량, Braden Scale 11

욕창 상태의 유의한 호전이 없었고, 욕창이 3단계이므로, 수술적 치료의 적응증에 해당되므로, 성형외과에 수술적 치료에 대하여 컨설트 의뢰하였다. 성형외과 견해는, 환자가 고령으로 인하여 전신 상태 및 영양 상태가 좋지 않고, 수술로 인하여 기관지 분비액이 증가하면, 흡인성 폐렴이 재발 또는 악화될 수 있고, 천미골부 수술 후 복와위(prone) 자세를 최소 2주간 유지해야 하는데, 과거에 고관절 인공관절 수술 후 장기간 침상안정으로 고관절 굴곡 구축이 남아 있어 고관절 신전에 제한이 있으므로, 수술 후 복와위(prone position) 유지에 어려움이 예상되므로 수술이 어려울 것으로 판단된다고 회신되었다.

2. 입원 3주

욕창 3단계, 크기는 2.9 × 2.5 cm, 삼출물이 지속적으로 발생, Braden Scale 12

삼출액이 지속적이고, 드레싱 치료에 뚜렷한 호전이 없으므로, 음압치료인 Vacuum-Assisted Closure (V.A.C.) 치료를 시행하기로 하였다. 폴리우레탄 스폰지 위에 접착성 투명 비닐로 공기가 스며들지 않도록 주변을 밀봉한 이후, 폴리우레탄 스폰지 내에 위치한 튜브를 기계에 장착시킨 후 125 mmHg로 24시간 지속적인 흡인 음압이 가하도록 작동하였으며, 동시에 삼출액이 흡입 배출 되도록 하였다. 드레싱은 2~3일 마다 교체하였으며, 삼출물의 양이 많은 경우에는 매일 교체하였다. 만약 튜브를 통해 삼출액의 흡인되지 않거나, 밀봉 드레싱이 되지 않을 때는 경고음이 울리게 하여 지속적으로 흡인이 되도록 하였다.

3. 입원 4주

크기가 줄어들고, 육아 조직이 생성되고, 삼출액이 감소하는 욕창 2단계, 크기 2.5 × 2.0 cm, 삼출액 소량. V.A.C. 치료를 시작하여, 치료 1주 후부터 유의하게 삼출액도 감소하고, 욕창의 크기도 조금씩 감소되었다.

4. 입원 5주

크기가 감소하고 육아 조직이 생성되고, 호전되어가는 욕창 2단계로 크기 1.9 × 1.8 cm였다.

5. 입원 6주

크기가 많이 감소하고 육아 조직이 생성되어 호전되어가는 욕창 1단계, 크기 1.5 × 1.3 cm였다.

6. 입원 7주

상피화되어 욕창이 치유되었다(표 1).

표 1 **욕창의 4단계: AHCPR's Clinical Practice Guideline**

Stage Ⅰ: Epidermis: Non-blanching erythema, discoloration
   피부손상 없으나, 압력 제거 후, 24시간 지속되는 홍반
Stage Ⅱ: Dermis: Abrasion, blister, shallow crater
   찰과상, 수포, 표피와 진피층 포함한 피부 손상
Stage Ⅲ: SubQ: Deep crater with or without undermining, necrosis
   피하조직이 노출된 피부 손상
Stage Ⅳ: Muscle, bone, tendon: Deep crater, undermining, sinus tract, necrosis
   근육이나 뼈가 노출된 피하조직, 조직 층의 확장된 피부손상

 요점 정리

노인은 노화과정에 의한 면역력 저하, 만성 질병, 영양 상태, 근력 저하, 기동성 제한 등의 여러 가지 요인에 의해 욕창 발생 가능성이 증가하고, 욕창 발생 후에도 상처 회복 속도가 느리고 합병증으로 패혈증이 발생하는 확률도 증가한다. 또한 욕창 감염의 증상 또한 전형적이지 않고 의식의 혼돈, 불안, 낙상 등 다른 형태의 증상이나 손상을 유발하기도 한다. 따라서 이러한 노인의 특성을 이해하고 욕창의 예방과 치료에 접근하는 것이 바람직하다.

본 증례는 노인의 부동성으로 인하여 발생된 천골 부위 욕창을 치료한 증례로 환자의 전신 상태, 자세 문제로 성형외과적 수술을 할 수 없었던 상태에서 괴사 조직이 서서히 제거되면서 발생된 심각한 잠식이 있었고 과도한 삼출물이 있는 상처를 어렵게 치유했던 사례였다. 잠식부위에 부육 조직이 있어 쉽게 치유되기 어렵고 잠식부위의 부육조직은 또 다시 감염의 요소가 되어 잦은 드레싱 교환과 적절한 세척이 요구되었다. 이처럼 욕창 드레싱 시 환자의 연령과 욕창 상태에 따라서 최선의 드레싱 방법을 적용하는 것이 중요하다.

욕창은 노인에서 흔하고 심각한 문제 중의 하나다. 미국의 경우 백만 명 이상의 성인이 욕창을 가지고 있는데 이들 중 50% 이상이 70세 이상이다. 외국의 선행연구에서 전체 노인의 욕창 발생률은 0.31~0.70% 정도나 응급실을 통해 입원한 65세 이상 노인의 6.2%, 장기 요양시설 입소 노인의 20~30%로 높게 나타났다. 국내 연구에서는 장기요양시설 입소 노인의 욕창 유병률은 9.8%였으며 급성기 병원 입원 성인 욕창발생 환자 중 71%가 70세 이상이었다. 전체 욕창의 2/3는 급성 질환으로 인해 입원한 환자에서 생기며 이중 60~70%는 입원 후 첫 2주에 발생한다. 대부분 2단계 욕창으로 주로 천골 부위(sacral area)와 발꿈치(heels)에서 발생하였다. 급성기 병원에서의 2단계 욕창 이상 심각한 욕창 유병률은 3~11%에 이르며 입원기간 동안 1~3%에 달하는 발생률을 보여 입원기간의 욕창 발생률은 8~30%에 이른다. 노인의 경우 다른 연령대에 비해 면역능력 저하, 당뇨

표 2 욕창위험도 평가도구(Braden scale)

구분	척도	내용	점수
감각 인지 정도	감각 완전 제한됨 (완전히 못 느낌)	의식수준이 떨어지거나 진정/안정제 복용/투여 등으로 통증 자극에 반응이 없다(통증자극에 대해 신음하거나 주먹을 쥔다거나 할 수 없음). 신체 대부분에서 통증을 느끼지 못한다.	1
	감각 매우 제한됨	통증자극에만 반응(신음하거나 불안정한 양상으로 통증이 있음을 나타냄) 또는 신체의 1/2 이상에 통증이나 불편감을 느끼지 못한다.	2
	감각 약간 제한됨	말로 지시하면 반응하지만, 체위변경을 해달라고 하거나 불편하다고 항상 말할 수 있는 것은 아니다. 또는 한 부위 또는 두 부위의 사지에 통증이나 불편감을 느끼지 못한다.	3
	감각 손상 없음	말로 지시하면 반응을 보이며 통증이나 불편감을 느끼고 말로 표현할 수 있다.	4
습기 여부	항상 젖어 있음	피부가 땀, 소변으로 항상 축축하다.	1
	자주 젖어 있음	늘 축축한 것은 아니지만 자주 축축해져 8시간에 한 번은 린넨을 갈아주어야 한다.	2
	가끔 젖어 있음	가끔 축축하다. 하루에 한번 정도 린넨 교환이 필요하다.	3
	거의 젖지 않음	피부는 보통 건조하며 린넨은 평상시대로만 교환해주면 된다.	4
활동 상태	항상 침대에만 누워 있음	도움 없이는 몸은 물론 손, 발을 조금도 움직이지 못한다.	1
	의자에 앉아 있을 수 있음	걸을 수 없거나 걷는 능력이 상당히 제한되어 있다. 체중부하를 할 수 없어 의자나 휠체어로 이동 시 도움을 필요로 한다.	2
	가끔 걸을 수 있음	낮동안에 도움을 받거나 도움 없이 매우 짧은 거리를 걸을 수 있다. 그러나 대부분의 시간은 침상이나 의자에서 보낸다.	3
	자주 걸을 수 있음	적어도 하루에 두 번 방밖을 걷고, 방안은 적어도 2시간 마다 걷는다.	4
움 직 임	완전히 못 움직임	도움 없이는 신체나 사지를 전혀 움직이지 못한다.	1
	매우 제한됨	신체나 사지의 체위를 가끔 조금 변경시킬 수 있지만 자주하거나 많이 변경시키지 못한다.	2
	약간 제한됨	혼자서 신체나 사지의 체위를 조금이기는 하지만 자주 변경시킨다.	3
	제한 없음	도움 없이도 체위를 자주 변경시킨다.	4
영양 상태	매우 나쁨	제공된 음식의 1/3 이하를 섭취한다. 단백질(고기나 유제품)을 하루에 2회 섭취량 이하를 먹는다. 수분을 잘 섭취 안함. 유동성 영양보충액도 섭취하지 않음. 또는 5일 이상 동안 금식상태이거나 유동식으로 유지한다.	1
	부족함	제공된 음식의 1/2를 먹는다. 단백질(고기나 유제품)은 하루에 약 3회 섭취량을 먹는다. 가끔 영양보충식이를 섭취한다. 또는 유동식이나 위관영양을 적정량 미만으로 투여 받는다.	2
영양 상태	적당함	식사의 반 이상을 먹는다. 단백질(고기나 유제품)을 하루에 4회 섭취량을 먹는다. 가끔 식사를 거부하지만 보통 영양보충식이는 섭취한다. 또는 위관영양이나 TPN으로 대부분의 영양요구량이 충족된다.	3
	우수함	대부분의 식사를 섭취하며 절대 거절하는 일이 없다. 단백질(고기나 유제품)을 하루에 4회 섭취량 이상을 먹으며 가끔 식간에도 먹는다. 영양보충 식이는 필요로 되지 않는다.	4

표 2 욕창위험도 평가도구(Braden Scale) (계속)

구분	척도	내용	점수
마찰력 과 응전력	문제 있음	움직이는데 중등도 이상의 많은 도움을 필요로 한다. 린넨으로 끌어당기지 않고 완전히 들어 올리는 것은 불가능하다. 자주 침대나 의자에서 미끄러져 내려가 다시 제 위치로 옮기는데 많은 도움이 필요로 된다. 관절구축이나 강직, 움직임 등으로 항상 마찰이 생긴다.	1
	잠정적으로 문제 있음	자유로이 움직이나 약간의 도움을 필요로 한다. 움직이는 동안 의자억제대나 린넨 또는 다른 장비에 의해 마찰이 생길 수 있다. 의자나 침대에서 대부분 좋은 체위를 유지하고 있지만 가끔은 미끄러져 내려온다.	2
	문제 없음	침대나 의지에시 자유로이 움식이며, 움직일 때 스스로 자신을 들어 올릴 수 있을 정도로 충분한 근력이 있다. 침대나 의자에 누워 있을 때 항상 좋은 체위를 유지한다.	3
합계			

19~23 위험 없음
15~18 약간의 위험 있음
13~14 중간 정도의 위험 있음
10~12 위험이 높음
9 이하 위험이 매우 높음

병과 같은 만성질환 유병률, 각종 약물복용, 기동력저하 등으로 욕창이 일단 발생하면 상처치유가 늦어지므로 신체적, 경제적, 사회적 손실은 물론이고 패혈증(sepsis)으로 사망까지 이를 수 있으므로 노인에서 중요한 문제이다. 또한 10,000명의 퇴원 환자에서 욕창관련 균혈증(bacteremia)이 3.5 례 발생하는 것으로 보고되고 있으며 욕창으로 인한 균혈증 발생 시 병원사망률은 60%에 달하고 입원기간 동안 와상상태로 인해 욕창이 발생한 환자는 퇴원 1년 후 사망률은 60%에 달한다. 주목할 점은 일시적 균혈증 환자의 50%는 욕창 괴사조직 제거 후 발생했다는 점이다. 장기요양시설 입소자의 경우도 약 6%가 감염된 욕창을 가지고 있는 것으로 보고되고 있고 치유되지 않는 욕창 환자의 26%는 골수염과 일치하는 골병리소견을 가지고 있다. 또한 감염된 욕창은 항생제에 내성을 갖는 병원감염의 저장소 역할을 할 수 있다. 결과적으로 욕창은 노인 환자의 입원을 늘리고 병원비의 상승을 초래한다. 노인인구의 증가와 더불어 욕창 위험에 노출되는 노인 환자들이 점점 증가할 것으로 예상된다.

Braden scale(표 2)은 크게 감각인지, 피부수분정도, 활동상태, 운동능력, 영양상태, 마찰과 전단력의 6개 항목으로 구성되어 있고 각 항목의 상태에 따라 1점에서 4점(마찰과 전단력은 3점)까지 점수화 하게 되어 있어 총점은 6점부터 23점까지 분포한다. 평가는 입원 당시와 48시간 이후에 이루어져야 하며 입원 후 48~72시간에 시행하는 것이 욕창의 발생을 예측하는데 좀 더 유용한 것으로 알려져 있다. 모든 선별검사와 마찬가지로 Braden scale 하나로 욕창의 발생을 예측하는 것은 바람직하지 않으며 반드시 주기적인 피부상태에 대한 평가도 같이 이루어져야 한다. 욕창의 발생이 위험한 군과 위험하지 않은 군을 나누는 기준은 환자군, 질환의 경과, 나이, 인종 등 연구에 따라 16점에서 20점까지 다양한데 일반적으로 16점 이하, 또는 18점 이하, 60세 이상 노인에서는 19점 이하인 경우 욕창의 위험성이 높은 것으로 생각한다.

욕창의 예방을 위해서는 체위변경과 욕창예방용 매트리스의 사용, 습기조절과 실금관리, 적절한 영양섭취와 청결한 위생상태를 유지하는 것이 바람직하다. 일차적으로 신체에 지속적으로 가해지는 압력을 줄이는 것이 중요하며 가동성이나 활동력이 회복되는 경우에는 반드시 조기에 재활치료가 시작해야 하고 일반적으로 스스로 체중의 이동이 불가능한 환자에서는 2시간마다 체위변동이 이루어져야 한다.

 참고문헌

1. Bergstrom N, Braden B, Kemp M, Champagne M, Ruby E. Predicting pressure ulcer risk: a multisite study of the predictive validity of the Braden Scale. Nurs Res 1998;47:261-9.

2. Brown SJ. The Braden Scale. A review of the research evidence. Orthop Nurs 2004;23:30-8.

3. Frantz RA. Evidence-based protocol: prevention of pressure ulcers. J Gerontol Nurs 2004;30:4-11.

4. Fuhrer MJ, Garber SL, Rintala DH, Clearman R, Hart KA. Pressure ulcers in community-resident persons with spinal cord injury: prevalence and risk factors. Arch Phys Med Rehabil 1993;74:1172-7.

5. Kelley LS, Mobily PR. Iatrogenesis in the elderly. Impaired skin integrity. J Gerontol Nurs 1991;17:24-9.

6. Lyder CH. Pressure ulcer prevention and management. Annu Rev Nurs Res 2002;20:35-61.

7. Margolis DJ, Bilker W, Knauss J, et al. The incidence and prevalence of Pressure ulcers among elderly patients in General medical Practice. Annals of epidemiology 2002;12:321-5.

8. Marta GM, Alfredo G, Daniela FV, et al. Risk Factors for Pressure Ulcers in Hospitalized Elderly without Significant Cognitive Impairment. Wounds 2007;19:20-4.

9. Mona B, David JM, A. Russell L, et al. Pressure Ulcers. Among Elderly Patients Early in the Hospital Stay. The Journals of Gerontology 2006;61:749-54.

10. National pressure ulcer advisory panel. Pressure ulcers in America: prevalence, incidence, and implications for the future. Adv Skin Wound Care 2001;14:208-15.

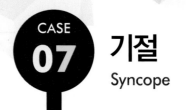

CASE 07

기절
Syncope

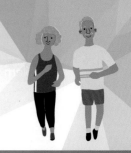

윤종률(한림의대 가정의학과)

 증례

성별/나이	남자 / 82세
주소	졸도(fainting; syncope, fall)
가족력	부-고혈압, 모-뇌경색, 동생-고혈압
과거력	전립선비대증 수술(72세), 담석증 수술(67세), 고혈압(67세), 불안우울증(80세)
현재력	약 15년 전에 고혈압으로 진단 받았고, 수년 전부터 얼굴 및 상체부분에 화끈거리는 열감과 땀이 많이 나는 증상, 발이 시리고 저린 증상 등이 있어서 개인의원으로부터 지속적으로 약물복용으로 혈압은 비교적 잘 조절되었으며 기타 증상은 호전과 악화가 반복되었다고 한다.

건강관리를 위하여 평소에 거의 매일 집 주변의 복지관내 헬스장에 들러 2시간 정도씩 운동할 정도로 건강하게 지내고 있었으며, 내원 당일에도 누워서 줄 잡아당기는 근력운동을 5분 정도 시행하고 다시 앉아서 줄 잡아당기는 운동을 5분간 하였고 마지막으로 누워서 다리 올리는 운동을 5분간 시행한 후 일어서서 옆의 달리기 운동기구로 가려는데 앞이 캄캄해지면서 2~3초 어지러운 느낌이 든 다음 깨어나보니 누워있는 상태였다고 한다. 기억이 없는 시간은 정확하지는 않으나 수분 이내인 것 같다고 하고, 깨어난 후 즉시 병원으로 방문하였다.

내원 당시 의식은 명료하였으며, 신장 167 cm, 체중 72 kg, 혈압 140/90 mmHg, 맥박수 62/min, 호흡수 20/min, 체온 36.8도로 특별한 이상소견 보이지 않았다. 신체진찰에서 타박이나 손상부위는 확인되지 않았고, 안구진탕 소견 보이지 않았으며, 흉부 및 복부 진찰상에서도 특이소견 보이지 않았으나 앉은 자세에서 일어난 후 약간의 어지럼증을 호소하였고, 보행검사에서는 자세불안 소견이 없었다.

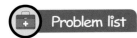

Problem list

1. 졸도 및 어지러움
2. 고혈압(기존)
3. 불안우울증(기존)
4. 발저림증(기존)

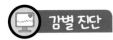

감별 진단

1. 기립성 저혈압
2. 양성 체위성 현훈증(BPPV)
3. 약물 관련 어지럼증(drug-induced syncope)

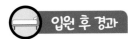

입원 후 경과

내원 당일 입원하여 시행한 검사소견은 표 1과 같았다.

표 1   내원 당일 검사 소견

항목	결과
CBC	WBC 8650/mm^3, Hb 16.0 g/dL, Hct 45.9%, Platelet 304 x 10^3/uL
Chemistry	Na 143 mEq/L, K 4.6 mEq/L, Cl 105 mEq/L, BUN 18.8 mg/dL, Creatinine 1.2 mg/dL, AST 33 IU/L, ALT 45 IU/L, Protein 7.2 g/dL, Albumin 4.5 g/dL, Glucose 91 mg/dL
기타 검사	ESR 5 mm/hr, CRP 3.88 mg/L, T3/free T4/TSH = 104.31(ng/dL)/1.06(ng/dL)/2.81 uIU/mL
EKG	Normal sinus rhythm; Normal EKG
Brain CT	1. Small old infarction, right head of caudate nucleus. 2. Diffuse brain atrophy ; no active lesion
K-MMSE	25/30(정상)
K-GDS	19/30(depression)
3 position BP and HR	Supine) 140/80, 68 Sitting) 130/70, 70 Standing) 130/90, 68

또한, 기존 복용약물을 검토한 결과 다음과 같은 약물을 지속적으로 복용하고 있는 것으로 확인되었다.

Xanax (alprazolam) 0.5 mg	0.5T Bid
Efexor (venlafaxine) XR SR 37.5 mg	1C D
Atenolol 50 mg	1T D
Amitriptyline 10 mg	0.5T HS

이상의 진찰 및 임상검사 소견을 고려하였을 때, 이 환자의 깁작스런 졸도 증상은 기립성 저혈압(orthostatic hypotension)에 따른 결과일 것으로 추정하는 것이 합당하다.

특히 기존의 투약내용 중 항고혈압제로 사용되고 있는 베타차단제(Atenolol)와 항불안제(Xanax) 및 발저림증 치료제로 투약된 삼환계 항우울제(Amitriptyline)의 상호작용에 의해 혈압변동성이 악화되었을 가능성이 높다.

이에 따라 항고혈압약제는 안지오텐신수용체차단제인 Losartan으로 교체하고 삼환계 항우울제를 중단하도록 하였으며, 그 결과 신체 움직임에 따른 어지럼증은 호전되었고, 체위변화에 따른 혈압의 저하(변화) 역시 해소된 것을 확인하여 퇴원하였다.

 최종 진단

(약물 부작용에 기인한) 기립성 저혈압

 요점 정리

이 환자는 비교적 건강한 상태로 일상생활을 하는 도중 급작스런 신체 움직임에 따라 발생한 어지럼증과 졸도의 증례로서, 간단한 치료(복용 약물의 변경)를 통하여 회복이 가능하였던 경우이다.

졸도(Syncope)는 일시적이고 갑작스럽게 의식과 체위유지 능력을 잃는 것을 일컫는데, 젊은 연령층에 비해 노년기에 그 발생위험이 매우 높아지고, 응급실 방문이나 입원을 야기하는 노인증상의 주요 원인 중 하나이다. 85세 이상에서 졸도가 생긴 경우 절반 정도에서 평균 여명이 3년 밖에 되지 않는다는 보고가 있을 정도로, 노년기의 졸도는 적절히 관리되지 못하면 생존율이 낮아지는 중요한 증상이다. 임상적 문제점으로는 노년기 졸도에는 매우 다양한 원인이 숨겨진 경우가 많아서 감별진단에 포함되는 질환들이 폭넓다는 것이고 그만큼 정확한 원인질환 규명이 까다롭다는 점이다(표 2).

그 중에서도 흔한 원인으로는 심장 부정맥(bradyarrhythmia), 신경심장성 졸도(neurocardiac syncope), 경동맥 과민성(carotid hypersensitivity), 체위성 저혈압(orthostatic hypotension) 등이

표 2 노년기 졸도를 유발하는 주요 원인들

분류	구체적 원인
신경관련 질환	신경심장성 졸도(neurocardiogenic syncope) 경동맥 과민 증후군(carotid hypersensitivity syndrome)
체위성 저혈압	파킨슨병(Parkinson's disease) 다발성 위축증(multiple system atrophy) 자율신경 실패(autonomic failure) 당뇨병성 신경증(diabetic neuropathy) 약물 부작용(drug-induced)
심장 부정맥	심방세동(atrial fibrillation) 중증 방실전도장애(high degree AV block) 동기능부전증(sick sinus syndrome) 심실성 빈맥(ventricular tachycardia) 약물 부작용(drug-induced)
기타 심질환	심근경색증(myocardial infarction) 대동맥 협착증(aortic stenosis) 폐 색전증(pulmonary embolism)

있다.

졸도와 낙상의 명확한 원인질환을 찾아내기 위해서는 자세한 병력청취와 신체진찰이 매우 중요하며, 특히 동반질환과 약물복용에 대한 평가에 아주 세심한 주의를 기울여야 한다는 것은 아무리 강조해도 지나침이 없다. 이처럼 자세한 조사와 진단과정을 거치더라도 졸도의 명확한 원인을 찾지 못하는 경우가 최대 40%에 이르기도 하며, 다양한 진단검사를 통해서도 밝혀지지 않는 경우에는 불안증, 우울증, 공황장애, 알코올 섭취문제 등의 정신과적 문제도 함께 고려하여야 한다.

결론적으로, 노년기의 졸도는 응급실 방문과 입원을 야기하는 중요하고 심각한 노인증후군의 하나이며, 세심한 병력청취와 신체진찰을 통하여 절반 정도에서 원인규명이 가능하고, 특히 심혈관계 질환의 확인에 더욱 유의할 필요가 있기 때문에 다양한 자세에서의 혈압 및 맥박의 측정과 심장청진이 중요하고, 원인 규명이 어려운 경우 포괄적인 평가를 통하여 동반질환 및 복용약물 확인과 숨겨진 정신과적 질환까지 파악하려고 노력하여야 한다.

 참고문헌

1. Kapoor W, Snustad D, Peterson J, et al. Syncope in the elderly. Am J Med 1986;80:419-28.

2. Lamarre-Cliché M. Syncope in Older Adults. Geriatrics and Aging 2007;10:236-40.

3. Soteriades ES, Evans JC, Larson MG, et al. Incidence and prognosis of syncope. N Engl J Med 2002;347:878-85.

4. Strickberger SA, Benson DW, Biaggioni I, et al. AHA/ACCF Scientific Statement on the evaluation of

syncope: from the American Heart Association Councils on Clinical Cardiology, Cardiovascular Nursing, Cardiovascular Disease in the Young, and Stroke, and the Quality of Care and Outcomes Research Interdisciplinary Working Group; and the American College of Cardiology Foundation: in collaboration with the Heart Rhythm Society: endorsed by the American Autonomic Society. Circulation 2006;113:316-27.

5. Verhaeverbeke I, Mets T. Drug-induced orthostatic hypotension in the elderly: avoiding its onset. Drug Saf 1997;17:105-18.

6. Yoon JL. Dizziness and fainting as a geriatric syndrome. J Korean Geriatr Soc 2012;16:26.

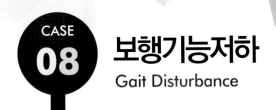

CASE 08 보행기능저하
Gait Disturbance

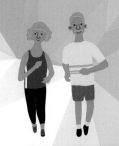

김은주(국립재활병원 재활의학과)

 증례

성별/나이	남자 / 75세
주소	이전보다 걷는 것이 더 힘들어요.
가족력	없음
과거력	좌측 편마비(우측 시상 뇌내출혈): 2010년 12월 8일 우측 시상 뇌내출혈로 인한 좌측편마비발생 후 지속적인 재활치료 후 독립보행 가능한 상태였다. 고혈압: 2010년 진단 후 약물치료 중이다.
현재력	최근 1년간 점차적으로 독립보행거리 짧아지며 2014년 3월부터는 보행시 타인의 도움이 필요하게 되었다.

1. 신경학적 검사소견

1) 대뇌기능

① K-MMSE(한국형 간이정신검사): 26점/30점

② 언어기능: 정상

③ 지각기능: 정상

2) 소뇌기능, 뇌신경검사

정상

3) 도수근력검사(표 1)

표 1

		우측	좌측	설명
고관절	굴곡근	5	2	
	신전근	5	2	
	외전근	5	2	5: 정상
	내전근	5	2	4: 중력과 중등도 저항에 대하여 관절움직임 가능
슬관절	굴곡근	5	4	3: 중력에 대하여 관절움직임 가능
	신전근	5	4	2: 중력이 적용되지 않을 때 관절움직임 가능
족관절	배측굴곡근	5	3	
	족저굴곡근	5	3	

4) 관절가동범위 및 강직

① 슬굴곡근 긴장(hamstring tightness): 없음

② 발뒤꿈치근 긴장(heelcord tightness): 좌측 있음

③ 좌측 족관절 근긴장도 높음, 좌측 족관절 경련(ankle clonus) 있음

5) 감각기능

통증, 위치감각: 좌측 저하

2. 기능검사

1) 기능수준

① 앉는 자세 균형감: 정상

② 앉았다 서기: 중등도 도움필요

③ 보행: 보호자 및 지팡이 도움으로 실내 보행

2) 일상생활동작수행(K-MBI: modified Bathel Index)

73/100

3) 버그균형검사(Berg balance scales)

42/56

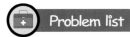 Problem list

1. 보행기능저하
2. 좌측 편마비
3. 좌측 발뒤꿈치근 긴장(heelcord tightness)
4. 좌측 족관절 근긴장도 상승
5. 우울한 기분

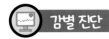 감별 진단

1. 새로 발생된 뇌졸중
2. 우울증

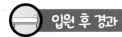 입원 후 경과

좀 더 원인질환에 대한 평가 및 재활치료중재를 위해 2014년 4월 입원하였다.

1. 뇌영상검사

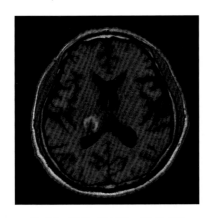
그림 1   2010. 12 MRI - T1 FLAIR

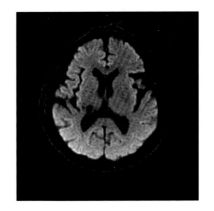
그림 2   2014. 4 MRI - DWI

2010년 12월 MRI영상과 2014년 4월 MRI영상에서 우측 시상부 병변이 관찰되지만 새로운 병변소견은 관찰되지 않았다.

2. 임상병리 및 골밀도 검사소견

표 2 임상병리 및 골밀도 검사소견

Routine chemistry	정상소견
CBC	정상소견
Vitamin B_{12} (pg/mL)	792
Folate (ng/mL)	19.78
T3 (ng/dL)	89
T4 (ng/dL)	5.8
Free T4 (ng/dL)	1.14
TSH (μIU/mL)	2.28
25-(OH)Vitamin D (pg/mL)	24.7
골밀도-척추골(T-score)	요추 4번: -2.3
골밀도-대퇴골(T-score)	대퇴경부: -1.2

3. 인지 심리 검사

1) 노인우울검사(Geriatric depression scale)

16점으로 경증 우울감을 보고하고 있다. 현재 자신감이 저하되어 있고 미래에 대해서도 다소 불안감을 가지고 있어 이에 대한 관찰 필요할 것으로 보이나 전체적인 검사나 치료수행에 영향을 줄 정도는 아니다.

2) CDR (SoB)= 0.5(2), Questionable, GDS (global deterioration scale)= 3단계

자신의 신상정보에 대해서도 잘 기억하고 있으며, 시간장소 지남력도 적절하다. 검사상 언어적 자발적인 인출능력이 약간 미흡한 상태이다. 신체장애를 고려하더라도 전두엽 관련 검사의 수행이 저조한 바 shifting ability와 inhibition ability가 저하되어 있어 독립적인 판단이나 사회활동에 있어서는 보호자의 도움이 다소 필요할 수 있겠다.

4. 영양 평가

① 체질량지수(Body Mass Index): 25.0 (kg/m²)
② 간이영양평가(Mini Nutritional Assessment)
   영양상태 선별점수 13점: 정상 영양상태

5. 근긴장도 평가

Duncan Ely test (+)

표 3 근긴장도 평가

근긴장도 평가 (Modified Ashworth Scale)		설명
족관절 배측굴곡근 (슬관절 굴곡시)	1단계	관절운동 끝에서 약간의 저항이 감지되며 약간의 근긴장도가 증가되어 있음
족관절 배측굴곡근 (슬관절 신전시)	2단계	대부분의 관절운동에서 현저한 근긴장도 증가를 보이지만 수동운동이 가능함

6. 재활중재

① 보툴리늄 독신(Botulinum toxin) 주사치료: 좌측 비복근(gastrocnemius), 대퇴직근(rectus femoris)

② 포괄적 재활중재치료

 최종 진단

좌측 경직성 편마비

 요점 정리

기능저하(functional decline)는 노인의학에서 접하는 흔한 임상증상 중 하나이다. 비특이적, 비전형적 증상표현과 함께 신체적, 정신적, 사회기능적 현상으로 나타나게 되며 급성 또는 아급성으로 나타날 수 있다. 급성 기능저하는 수일간에 발생되게 되며 뇌졸중, 감염질환, 만성질환 악화, 심리 또는 사회적 위기(배우자 사별 등)로 주로 응급실을 통해 입원하게 된다. 아급성 기능저하는 서서히 진행되며 알고 있는 만성질환의 악화 또는 새로운 질병발현, 우울증 등에 기인될 수 있다.

본 증례는 아급성 기능저하에 해당되었으며 이러한 경우는 원인질환을 진단하는 의학적 요인 이외에도 경제적, 사회적, 심리적 이유 등도 기능저하에 영향을 미치므로 기왕의 의학적 진단과 함께 포괄적 기능(function)에 대한 적절한 평가가 필요하였을 뿐만 아니라 기능저하를 최소화하기 위해 재활치료중재를 제공하는 것도 필요하였기에 입원치료를 진행하였다.

우선 보행기능저하의 원인질환을 감별하기 위해 뇌영상검사, 실험실적 시행과 함께 신경학적 검사 및 인지심리검사, 영양, 낙상위험도 검사 등을 시행하였다. 이전과 비교하여 MRI상 새로운 뇌병변이 관찰되지 않았지만 좌측 족관절의 근긴장도 증가와 함께 낙상의 위험성이 있었고 우울감이 동반되어 있었다. 인지집행기능에서 다소 저하된 소견을 보였지만 이전과 큰 차이가 없었다.

이전에는 독립보행이 가능하였으나 현재는 보호자 및 지팡이 도움으로 실내 보행이 가능하였고 특히 앉았다 서는 등 자세이동이 필요한 경우에는 도움이 필요하였다. 이처럼 보행의 안정성이 저하된 이유는 좌측 족관절 경련 증상이 동반된 경직 증가에 기인한 것으로 판단하여 보툴리눔 독신 주사치료를 진행하면서 포괄적인 재활치료를 제공하였다.

아급성 기능저하는 정기적인 검진을 통하지 않는다면 발견되지 쉽지 않을 수 있으며 급성 기능 저하에 비해 원인진단이 쉽지 않을 수 있기에 이를 위해서 일상생활동작수행능력(ADL, IADL), 가동성(mobility), 의사소통(communication), 정신기능(mental function)에 대한 포괄적 평가 및 중재가 필요할 것으로 판단되며 이에 더해 기능저하를 최소화하기 위한 재활치료중재가 필수적이라 판단된다.

 참고문헌

1. Lee PG, et al. The co-occurrence of chronic diseases and geriatric syndromes: The health and retirement study. J Am Geriatr Soc 2009;57:511-16.

2. Olde Rikkert, et al. Geriatric syndrome: medical misnomer or progress in geriatrics? 2003;61:83-7.

3. Tinetti ME, et al. Shared risk factors for falls, incontinence, and functional decline: Unifying the approach to geriatrics syndrome. JAMA 1995;273:1348-53.

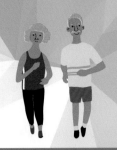

CASE 09

부동
Immobilization

김은주(국립재활병원 재활의학과)

 증례

성별/나이	남자 / 80세
주소	수술 후 걷지 못해요.
과거력	2010년 뇌경색(좌측 시상, 뇌교)으로 타인의 도움하에 보행가능 하였다.
현재력	2014년 10월 25일 낙상 이후 우측 고관절 통증이 발생하였으나 경과관찰하다가 통증이 심해져 10월 29일 우측 대퇴 경부골절 진단하에 입원하였다. 2014년 11월 4일 우측 인공 고관절 반치환술(Bipolar hemiarthroplasty) 시행받은 후 11월 10일 퇴원 후 한 달간 집에서 누워서 지내신다.

1. 신경학적 검사소견

1) 대뇌기능

① K–MMSE(한국형 간이정신검사): 18점/30점

② 언어기능: 조음정확도 저하소견

③ 지각기능: 이상소견 없음

2) 도수근력검사(표 1)

표 1

		우측	좌측	설명
상지	견관절	3	4	5: 정상 4: 중력과 중등도 저항에 대하여 관절움직임 가능 3: 중력에 대하여 관절움직임 가능 2: 중력이 적용되지 않을 때 관절움직임 가능
	주관절	3	4	
	수지	3	4	
하지	고관절	2	4	
	슬관절	3	4	
	족관절	3	4	

3) 관절가동범위

정상

4) 근긴장도

정상

5) 우울한 감정(+), 수면질저하(+)

2. 기능검사

1) 신체적 기능수준

① 의자에 기대 앉아있을 수 있으나 등받이 없이 앉아있기 어렵다.

② 서거나 보행이 불가능하다.

2) 일상생활동작수행(K-MBI: modified Bathel index)

31/100

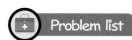 Problem list

1. 기능저하
2. 우측 편마비
3. 고관절 골절 술후 상태
4. 우측 고관절 통증
5. 우울 및 망상증상

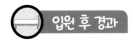

입원 후 경과

포괄적 평가 및 재활치료중재를 위해 2014년 12월 입원하였다.

1. 임상병리 및 골밀도 검사소견

표 2

Albumin (g/dL)	3.6
Hb/Hct (g/dL, %)	9.7/28.7
Vitamin B$_{12}$ (pg/mL)	1109
Folate (ng/mL)	77
T3 (ng/dL)	85
T4 (ng/dL)	5.1
Free T4 (ng/dL)	0.90
TSH (μIU/mL)	2.269
25–(OH) Vitamin D (pg/mL)	21.4
골밀도–척추골(T–score)	−3.8
골밀도–대퇴골(T–score)	−3.0

2. 엑스선 검사

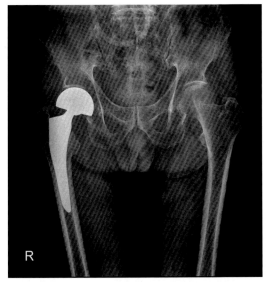

그림 1   2014.12 Hip joint AP

3. 인지 심리 검사(12월 11일)

1) 노인우울검사(Geriatric depression scale)

14점으로 우울감을 보고하고 있다. 환자는 기력저하 및 의욕저하를 호소하며 자기자신과 일상생활에 대하여 부정적인 사고를 보이고 있다.

2) 신경정신검사(Neuropsychiatric inventory) = 2

① 우울감, 불행감(Depression, dysphoria)(1)
② 초조감, 불안정성(Irritability/lability)(1)
③ 환자가 원하는 대로 되지않는 상황이면 쉽게 언성을 높이며 화내는 모습 보인다고 한다.

4. 정신과 협진

① 12월 15일: 자살의도(+), 무기력(+)으로 약물치료 시작
② 12월 23일: 자살의도(−), 무기력(−)으로 약물용량 유지

5. 영양 평가

① 신체질량지수(Body Mass Index): 16.2 (kg/m^2) 저체중
② 간이영양평가(Mini Nutritional Assessment): 영양상태 선별점수 2점, 영양판정 7점으로 최종점수 9점: 영양불량상태

6. 정형외과 협진

① 11월 10일: 술후 6주 이상 부분 체중부하를 요하며 보행기 혹은 목발보행 요하는 상태로 향후 3개월 이상 안정가료 요한다.
② 12월 22일: 완전체중부하 가능하므로 천천히 치료 진행 가능하다.

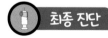

최종 진단

좌고관절 골절 술후 상태, 우측 편마비, 골다공증, 영양불량

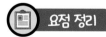

요점 정리

수술직후와 같은 급성기질환과 외상에 의한 골절이 있는 환자에게는 불가피하게 침상안정을 해야 할 경우가 있다. 특히 만성질환을 앓고 있거나 마비나 고령으로 거동이 불편한 경우 부동

(immobilization)에 의한 결과가 심각할 수 있는데 근골격계 기능의 감소를 초래하여 근력과 지구력을 저하시키고 심혈관계 기능저하로 활동력이 감소되며 골다공증을 초래하게 된다.

본 증례는 낙상 이전에는 워커나 지팡이 사용하여 실내보행이 가능하였던 분이었으나 낙상으로 인한 대퇴골절로 수술받으시고 1달간 부동(immobilization)상태로 지내시다 술후 32일째 본원에 포괄적 평가 및 재활치료를 위해 입원하였다. 일반적으로 골절 후 재활을 되도록이면 일찍 시작하게 하는 것이 원칙이지만 우울 및 망상증상으로 협조가 잘 되지 않아 신체적 활동이 거의 없는 상태였으며, 초기 평가상 이전과 비교하여 좌측 근력 4단계로, 우측 고관절 근력 2단계로 저하되어 서거나 걷기가 불가능하였고, 이전에 비해 우울감 뿐만 아니라 밤에는 적절하지 않은 행동양상이 관찰되며 한국형 간이정신검사상에서도 인지기능저하소견을 보였다. 이에 정신과 협진하에 약물치료를 진행하면서 점차 신체활동량을 증가하며 부분적 체중부하운동을 시작하였고 완전체중부하가 가능하다는 정형외과 소견에 따라 본격적으로 보행훈련을 진행하였다. 또한 간이영양평가상 9점으로 영양불량상태도 동반되어 영양과 협진하에 식이요법을 진행하면서 4주간 보행훈련 후에 집으로 퇴원하였고 워커나 지팡이를 이용하여 실내보행이 가능해져 낙상 이전의 신체기능을 회복하였다.

 참고문헌

1. 한태륜, 방문석, 정선근. 재활의학. 군자출판사.
2. Richard J Ham, Philip D. Solane, Gregg A. Warshaw. Primary care geriatrics. A case-based approach. Fourth edition.

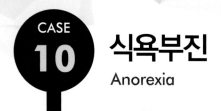

CASE 10 식욕부진
Anorexia

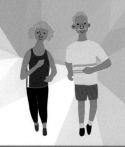

원장원(경희의대 가정의학과)

 증례

성별/나이	남자 / 81세
주소	식욕부진
가족력	특이력 없음
기왕력	당뇨병(−), 결핵(−), 고혈압(−), 심장 질환(−)
수술력	없음
약물력	기관지확장제, 객담용해제 복용 중이다.
생활력	Alcohol (−), Smoking 과거 30갑년하다 중단하였다.
현병력	20년 전부터 기관지확장증, 특발성 폐섬유화증으로 진단 받았으며 2개월 전부터 식욕부진, 전신 쇠약감이 있고 바깥 출입도 어려워 하루 종일 누워있으려 한다고 한다.

표 1 신체진찰 소견

Ht: 159 cm, Wt: 59 kg, BMI: 23.1 kg/m²	
Vital sign	100/70−100−24−36.3
General	Alert consciousness Chronic ill-looking app.
Skin	Normal skin turgor Tongue dryness (+)
Head & Neck	No cervical LN enlargement No neck vein engorgement No palpable mass
Eye & ENT	Isocoric pupil c PLR(++/++) Nonicteric sclera & pinkish conjunctiva PI(−) PTH(−/−)

Chest	Fine crackles on both lung fields RHB s murmur
Abdomen	NABS Soft & flat abdomen Td/rTd (−/−)
Back & Extremity	CVA Td (−/−)
Neurology	Cranial nerve test: intact

표 2 **신체 활동 평가**

> 다음 설문은 사람들이 평소에 하는 신체활동에 대해 알아보고자 만들어졌습니다. 설문은 지난 7일간 귀하가 신체활동에 소모한 시간에 대해 물을 것입니다. 귀하 스스로 활동적이지 않다고 생각되시더라도 각 질문에 응답해 주시기 바랍니다. 직장에서, 집에서 하는 활동, 교통수단을 이용할 때 하는 활동, 여가 시간에 시행하는 활동, 운동 또는 스포츠 모두를 포함하여 생각해 주시기 바랍니다.

(1, 2번) 귀하가 지난 7일간 하신 모든 격렬한 활동을 생각해 보십시오. 격렬한 신체활동이란 힘들게 움직이는 활동으로서 평소보다 숨이 훨씬 더 차게 만드는 활동입니다. 한 번에 적어도 10분 이상 지속한 활동만을 생각하여 응답해 주시기 바랍니다.

1. 지난 7일간 무거운 물건 나르기, 달릭, 에어로빅, 빠른 속도로 자전거 타기 등과 같은 격렬한 신체활동을 며칠간 하였습니까?

☐ 일주일에 _____일
☑ 격렬한 신체활동 없음   3번으로 가세요

2. 그런 날 중 하루에 격렬한 신체활동을 하면서 보낸 시간이 보통 얼마나 됩니까?
☐ 하루에 _____시간 _____분   ☐ 모르겠다 / 확실하지 않다

(3, 4번) 귀하가 지난 7일간 하신 모든 중간 정도의 신체활동을 생각해 보십시오. 중간 정도의 신체활동이란 중간 정도 힘들게 움직이는 활동으로서 평소보다 숨이 조금 더 차게 만드는 활동입니다. 한 번에 적어도 10분 이상 지속한 활동만을 생각하여 응답하시기 바랍니다.

3. 지난 7일간 가벼운 물건 나르기, 보통 속도로 자전거 타기, 복식 테니스 등과 같은 중간 정도의 신체활동을 며칠간 하였습니까? 걷기는 포함시키지 마십시오.

☐ 일주일에 _____일
☑ 중간 정도 신체활동 없음   5번으로 가세요

4. 그런 날 중 하루에 중간 정도의 신체활동을 하면서 보낸 시간이 보통 얼마나 됩니까?
☐ 하루에 _____시간 _____분   ☐ 모르겠다 / 확실하지 않다

(계속)

(5, 6번) 지난 7일간 걸은 시간을 생각해 보십시오. 직장이나 집에서, 교통수단을 이용할 때 걸은 것 뿐만 아니라 오락활동, 스포츠, 운동, 여가 시간에 걸은 것도 포함됩니다.

5. 지난 7일간 한 번에 적어도 10분 이상 걸은 날이 며칠입니까?

☐ 일주일에 ___2___ 일

☐ 걷지 않았음   7번으로 가세요

6. 그런 날 중 하루에 걸으면서 보낸 시간이 보통 얼마나 됩니까?

☐ 하루에 _____ 시간 __10__ 분   ☐ 모르겠다 / 확실하지 않다

(7번) 다음 질문은 지난 7일간 주중에 앉아서 보낸 시간에 관한 것입니다. 여기에는 직장과 집에서 학업이나 여가 시간에 앉아서 보낸 시간이 포함됩니다. 또한 책상에 앉아 있거나, 친구를 만나거나, 독서할 때 앉거나, 텔레비전을 앉아서 또는 누워서 시청한 시간이 포함됩니다.

7. 지난 7일간 주중에 앉아서 보낸 시간이 보통 얼마나 됩니까?

☐ 하루에 ___7___ 시간 _____ 분   ☐ 모르겠다 / 확실하지 않다

$$66 \ \text{MET-min/week} = \text{격렬한 운동}(8 \ \text{MET-min} \times 0분 \times 0일)$$
$$+ \ \text{중간 정도 운동}(4 \ \text{MET-min} \times 0분 \times 0일)$$
$$+ \ \text{걷기}(3.3 \ \text{MET-min} \times 10분 \times 2일)$$
$$64.9 \ \text{Kcal/week} = 66 \ \text{MET-min/week} \times \text{체중 } 59 \ \text{kg}/60$$

표 3 Fried's frailty index (Fried 노쇠 지표)

1	체중 감소	지난 1년간 의도하지 않은 4.5 kg(혹은 체중의 5%) 이상의 체중 감소가 있었습니까?	
		☑ 예 **68→58 kg**	☐ 아니오
2	활력 감소	(2가지 질문 중 1가지라도 '예'로 대답할 경우, 1점으로 계산)	
		모든 일들에 대해 힘든 느낌이 들었습니까?	
		☐ 예(지난 주 동안은 3일 이상 그러했다)	☑ 아니오
		도무지 해나갈 수 없다는 느낌이 들었습니까?	
		☐ 예(지난 주 동안은 3일 이상 그러했다)	☑ 아니오
3	신체 활동	IPAQ 결과 **64.9**	
		Positive Answer	
		Man: <495 Kcal/week	Woman: <330 kcal/week
4	걷는 시간	4.5미터를 걷는 데 걸리는 시간	결과: **7.8** sec
		Positive Answer *6 m 모형 등 처음과 끝 1.5 m를 제외한 4.5 m 측정. 2회 측정감 등 빠른 값 선택	
		Man Ht ≤ 163 cm: ≥ 6.2 sec	Ht > 153 cm: ≥ 5.5 sec
		Woman Ht ≤ 151 cm: ≥ 7.7 sec	Ht > 151 cm: ≥ 5.8 sec

Grip strength dynamometer (JAMAR)		결과:	kg
	1차	2차	평균
우측	22	20	21
좌측	24	22	23

5	쥐는 힘	Positive Answer

*발을 곧게 펴서 아래로 떨어트린 후 약력기가 몸에 닿지 않도록 하여 측정
*양측을 각 2회씩 측정하여 평균 도출. 좌우 평균값 중 높은 값 선택

Men	BMI (−21.89): ≤ 18 kg	BMI (22.02−23.63): ≤ 23 kg
	BMI (23.67−24.63): ≤ 21.5 kg	BMI (24.88−): ≤ 25 kg
Woman	BMI (−22.52): ≤ 12.2 kg	BMI (22.53−24.23): ≤ 13 kg
	BMI (24.24−25.44) ≤ 14.5 kg	BMI (26.50−): ≤ 13 kg

표 4 노인 우울척도

지난 1주일 동안의 느낌을 생각하시면서 대답해주시기 바랍니다	예(0)	아니오(1)
1. 당신은 평소 자신의 생활에 만족합니까?	✓	
2. *전에 하던 활동이나 흥미가 많이 저하되었습니까?		✓
3. 당신은 앞날에 대해서 희망적입니까?		✓
4. 당신은 대부분의 시간을 맑은 정신으로 지냅니까?	✓	
5. 당신은 대부분의 시간이 행복하다고 느낍니까?	✓	
6. 당신은 지금 살아있다는 것이 아름답다고 생각하십니까?		✓
7. *당신은 가끔 낙담하고 우울하다고 느끼십니까?	✓	
8. *당신은 지금 자신의 인생이 매우 가치가 없다고 느끼십니까?	✓	
9. 당신은 인생이 매우 흥미롭다고 느낍니까?		✓
10. 당신은 활력이 충만하다고 느낍니까?		✓
11. *당신은 자주 사소한 말에 마음의 동요를 느낍니까?		✓
12. *당신은 자주 울고 싶다고 느낍니까?		✓
13. 당신은 아침에 일어나는 것이 즐겁습니까?		✓
14. 당신은 결정을 내리는 것이 수월합니까?		✓
15. 당신의 마음은 이전처럼 편안합니까?	✓	

*퀵문항
총점: 8

표 5 MMSE (Mini-Mental State Examination)

항목	표시(OX)		반응
지남력(시간) (5점)	년		2015
	월		3
	일		19
	요일		목
	계절		봄
지남력(장소) (5점)	나라		대한민국
	시/도		서울
	무엇하는 곳		병 치료
	현재장소 명		병원
	몇 층		10층
기억등록 (3점)	비행기		비행기
	연필		연필
	소나무		소나무
주의집중 및 계산 (5점)	100-7		93
	-7		86
	-7		79
	-7		72
	-7		65
기억회생 (3점)	비행기		X
	연필		연필
	소나무		소나무
언어 및 시공간 구성 (9점)	이름대기	시계	시계
		볼펜	볼펜
	명령시행	종이를 뒤집고	O
		반으로 접은 후	O
		제게 주세요	O
	따라 말하기	백문이 불여일견	O
	오락형		O
	읽기	눈을 감으세요	O
	쓰기		O
	29 / 30		29

표 6   임상병리검사 결과

검사 종류	측정값	참고치	
CBC WBC	16.1	4.0~10.0	
RBC	3.62	4.2~6.3	10^6/μL
Hemoglobin	11.1	13~17	g/dL
MCV	94.1	80~94	fL
MCH	30.7	27~31	pg
MCHC	32.6	33~37	g/dL
Platelet count	474	150~350	10^3/μL
Reticulocyte count	2.31	0.5~2.0	%
ESR	87	0~15	mm/hr
Differential count LUC	0.6	0~4.5	%
Seg. neutrophil	69.5	40~74	%
Lymphocyte	23.1	19~48	%
Monocyte	4.7	4~9	%
Eosinophil	1.8	0~7	%
Basophil	0.2	0~1.5	%
Total bilirubin	0.45	0.2~1.1	mg/dL
ALP	103	39~108	IU/L
Protein	8	5.8~8.0	g/dL
Albumin	3.2	3.1~5.2	g/dL
AST (GOT)	48	~40	IU/L
ALT (GPT)	34	~40	IU/L
GGT	72	~50	IU/L
CRP	12.81	~0.3	mg/dL
BUN	17	8~23	mg/dL
Creatinine	0.8	0.6~1.2	mg/dL
Na	132	135~145	mmol/L
K	4.4	3.5~5.0	mmol/L
Cl	97	95~110	mmol/L
Glucose	184	76~100	mg/dL
Ca	7.9	8.4~10.2	mg/dL
Phosphorus	2.9	2.5~5.5	mg/dL
Mg	1.8	1.9~2.5	mg/dL

표 6 임상병리검사 결과 (계속)

검사 종류	측정값	참고치	
Uric acid	5.2	4.0~7.0	mg/dL
LD	526	263~450	IU/L
CK	32	60~220	IU/L
Total cholesterol	113	130~200	mg/dL
Triglyceride	80	50~150	mg/dL
TIBC	161	200~400	μg/dL
s-iron	47	50~150	μg/dL
25OH-Vitamin D	19	30~100	ng/mL
HBs Ag	Negative(0.303)	Negative	
anti-HCV Ab	Negative(0.040)	Negative	
Total PSA	<0.5	~3	ng/mL
결핵균 특이항원(IFN-γ)	NEGATIVE	~	
Free-T4	1.17	0.77~1.94	g/dL
Vit-B12	231.2	160~970	gml
Procalcitonin	0.098	~0.046	ng/mL
ACTH (8am)	23.3	10~60	pg/ml
Cortisol (8am)	22.8	5~25	μg/dL
TSH	3.29	0.30~4.00	μU/mL
HbA1C	6.6	4.5~6.5	%
Total testosterone	2.0	3~30	ng/ml
Free testosterone	15.0	>58	pg/ml

- 뇌 자기공명영상(Brain MRI): 좌측 기저핵에 급성-아급성 소공성 뇌경색(acute to subacute lacunar infarction at left basal ganglia)
- 복부 초음파: 양측 신장 낭종 외 정상
- 흉부 단순촬영: 양측 폐야에 ill-defined opacity 증가. 양측 폐에 미만성 honey comb cysts.
- 간질성 폐질환 의심

Problem list

1. Anorexia
2. Weakness

3. Known interstitial lung disease

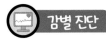 감별 진단

1. Frailty: Fried's frailty index는 2번 활력감소를 제외한 4개 항목에서 문제 소견을 보여 노쇠 (frailty)로 진단할 수 있었음
2. Depressive disorder
3. Testosterone deficiency
4. Vitamin D deficiency
5. R/O secondary bacterial infection of interstitial lung disease

 입원 후 경과

　　호흡기내과, 류마티스내과 협진하였고 motifloxacin, Vitamin D 주사, Testosterone 보충요법, 고단백식이 공급 후에 식욕부진 호전되고 체중 증가하여 퇴원하였다.

 요점 정리

　　노인을 진료하다 보면 기력이 떨어지고 움직임이 줄어들고 체중이 감소하면서 이전에 수행하던 기능의 소실이 차츰 진행되는 과정의 노인 환자를 흔히 보게 된다. 노인의학에서는 이러한 상태를 frailty란 용어로 정의하며, 그 의미는 노화에 따른 전반적인 기능저하와 더불어 개체의 항상성을 유지할 수 있는 생리적인 예비 능력이 감소하여 외부 자극에 대한 반응이 저하됨으로써 여러 질환에 이환될 위험이 높아지며, 기능 의존이나 입원의 가능성이 증가된 상태이다.

　　다시 말해 노쇠는 정상적인 노화가 아니라 비정상적으로 빨리 진행되는 노화현상으로 발생하며 이 시기(노쇠)에 혹은 그 이전 시기(노쇠 전단계)에서 조치를 취하면 진행하는 것을 막을 수 있기 때문에 중요하다.

　　노쇠는 질병 유무와는 다른 개념이다. 즉, 질병이 많은 경우 노쇠한 경우가 많지만 질병이 없더라도 노쇠 현상을 보일 수 있다.

　　국내에서 frailty는 통일된 용어로 사용되고 있지 않으며, 연구자의 연구 영역이나 연구 목적에 따라 노쇠, 허약, 노약, 취약, 심신 기능 손상, 그리고 도움이 필요한 등의 다양한 용어와 의미로 사용되고 있다.

　　2008년 보건복지부에서 실시한 노인실태조사에 따르면 전체 14,478명의 노인 중 비허약 (robust) 42.4%, 전허약(pre-frailty) 49.3%, 그리고 허약(frailty)이 8.3%이었다.

노쇠를 진단하는 방법은 크게 기준(criteria)에 입각해 frailty, prefrailty, robust로 구별하는 방법과 조사항목 중 이상이 있는 항목들의 총점의 점수로 나타내는 방법으로 나눌 수 있다. 전자는 Fried 기준이 가장 유명하며 한국에서도 Korean Frailty Index가 개발되어 타당도 조사까지 입증된 바 있고, 후자는 Rockwood CSHA Frailty index가 유명하며 일본의 경우 Kaigo-Yobo checklist (Japan Tokyo Metropolitan Institute of Gerontology)가 이에 해당된다.

Fried criteria는 의도하지 않은 체중감소(근감소증), 자가보고한 탈진(exhaustion), 근력약화, 보행속도 감소, 신체활동 감소 중 3개 이상을 만족할 때 노쇠라고 진단한다. Rockwood CSHA Frailty index는 70개 항목으로 구성되어 있으며 이에는 육체적/정신적 질병 또는 장애, 신체신찰소견 이상, 혈액검사 결과 등이 총망라된 도구이다.

1. Fried(노쇠) 기준

1) 체중감소

지난 1년간 의도하지 않은 4.5 kg(혹은 체중의 5%) 이상의 감소로 정의한다.

2) 활력감소

"모든 일들에 대해 힘든 느낌이 들었습니까?" 혹은 "도무지 해나갈 수 없다는 느낌이 들었습니까?"라는 질문에 한 가지라도 일주일에 3일 이상인 경우를 활력감소로 정의한다.

3) 신체활동 감소

본 연구에서는 국내 및 국제적으로도 타당도와 신뢰도를 검증받은 단문형 International Physical Acitivity Questionnare15를 바탕으로 일주일간의 소비 칼로리를 계산하여, 남자군과 여자군으로 분리하여 각각 하위 20%에 해당되는 경우 신체활동 감소로 정의한다.

4) 보행속도 감소

4.5 m 걷는 속도를 측정하고 성별과 키를 보정하여 하위 20%에 해당되는 보행속도 감소로 정의함 저자의 병원에서는 6 m를 대상자 스스로 선택한 편안한 보행속도로 걷게하여 처음과 끝의 1.5 m를 제외한 4.5 m를 걷는 시간을 2회 측정하여 기록한 수치 중 빠른 값을 선택하였다.

5) 악력 감소

성별과 체질량지수를 보정하여 측정치의 하위 20%에게 1점을 주었다. 본 연구에서는 악력계 (JAMAR hydraulic hand dynamometer; Sammons Preston, Bolingbrook, IL, USA)를 이용하여 악력계 손잡이를 잡고 팔을 곧게 펴서 아래로 떨어뜨린 후 악력계가 몸에 닿지 않도록 하고 양측을 각 2회씩 측정하여 각각의 평균을 내어 가장 높은 값으로 하였다. 단위는 kg.

*위의 5가지 기준 중 3가지 이상 해당되면 frail, 1~2개만 해당되면 prefrail, 하나도 해당되지 않으면 robust라 평가한다.

Fried 진단 기준에 사용되는 신체활동량을 측정하는 방법은 매우 다양하다. 대표적인 예로, Paffenbarger 신체활동설문지(Paffenbarger Physical Activity Question-naire), 미네소타 여가신체활동설문지(Minnesota Leisure-Time Physical Activity Questionnaire), 프레이밍햄 신체활동설문지(Framingham Physical Activity Questionnaire), 7일신체활동설문지(7-Day Physical Activity Questionnaire), Baecke 설문지(Baecke Questionnaire) 등이 존재한다. 이상의 설문지들은 북미대륙의 성인만을 대상으로 했기 때문에 국제적으로 적용할 수 없다는 단점을 갖고 있다. 이에 인종과 상관없이 신체활동을 간접적으로 측정할 수 있도록 고안된 것이 국제신체활동량질문지(International Physical Activity Questionnaires; IPAQ)이다. 국내에서는 한국어로 번역된 IPAQ-한국어판을 일반적으로 사용하고 있으며, 편의에 따라 Long form과 Short form의 두 가지 버전을 구분하여 사용할 수 있다. 현재 존재하는 IPAQ-한국어판은 IPAQ 개발팀으로부터 공식적으로 인정받은 국문 번역본이며, Short form 한국어판의 경우 한국인을 대상으로 신뢰도와 타당도 검사가 완료되었다(유정순 등, 2008).

2. Frailty 진단 분류 체계

1) "physical phenotype"

① Fried criteria

② Ensrud criteria (Study of Osteoporotic Fractures [SOF] Frailty index)

다음의 3가지 중 2개 이상 해당되는 경우 노쇠로 정의한다. 체중감소, 팔을 사용하지 않고 의자에서 5회 연속해서 일어날 수 없음, 기력 감소(질문은, "에너지가 충만합니까?")

2) "multi-domain phenotype"

신체적인 영역 뿐 아니라 정신적(인지기능, 정서), 사회적인 영역도 노쇠의 진단에 중요하다. 그 뿐 아니라 만성질환, 장애도 노쇠 진단기준에 포함시키기도 한다. 그리고 다영역 기준을 제시할 때 흔히 각 항목의 점수를 합산하는 형식을 사용한다.

① Rockwood CSHA Frailty index (70 items, Rockwood)

Rockwood는 Canadian Study of Health and Aging 자료를 토대로 사망률을 예측하는 신체적, 정신/신경적 요인, 질환, 일상생활기능(장애), 그리고 진찰소견, 혈액검사, 정신기능평가 자료들을 제시하였다. 그 중 70개 항목으로 추린 것이 CSHA Frailty index이다. 총점은 0~1점 사이이다. 예를 들어 70개 항목 중 7개 항목에서 이상 소견을 보인다면 CSHA Frailty index는 7/70, 즉 0.1점이다.

표 7   한국형 노쇠측정 도구 Korean frailty index

번호	항목	0점	1점
1	최근 1년간 병원에 입원한 횟수는?	없다	1회 이상
2	현재 본인의 건강이 어떻다고 생각하십니까?	좋다	나쁘다
3	정기적으로 4가지 이상의 약을 계속 드십니까?	아니오	예
4	최근 1년간 옷이 헐렁할 정도로 체중이 감소했습니까?	아니오	예
5	최근 한 달 동안 우울하거나 슬퍼진 적이 있습니까?	아니오	가끔 이상
6	최근 한 달 동안 소변이나 대변이 저절로 나올 때가(지릴 때가) 있었습니까?	아니오	가끔 이상
7	Timed Up & Go test	10초 이하	10초 초과
8	일상생활 중에 소리가 잘 들리지가 않거나, 눈이 잘 보이지 않아서 문제가 생긴 적이 있습니까?	정상	이상

*한약 포함

② Kaigo-Yobo checklist (Japan)

동경도 노인 종합 연구소(TMIG; Tokyo Metropolitan Institute of Gerontology)의 소속 연구진에 의하여 고안되고 평가된 노쇠 위험군 평가 도구이다. nutrition(4개), falls(3개), outdoor activity(2개), social support(2개), general condition, communication, mobility, hobby 등의 설문조사로 이루어져 있다.

③ 한국형 노쇠측정 도구 Korean frailty index

전반적인 건강상태(입원 횟수 및 주관적 건강상태), 약물사용, 영양상태(체중감소), 감정상태(우울), 실금 여부, 보행능력, 의사소통(시청력) 장애 등의 8개 항목으로 구성되어 있다. 노쇠 진단기준은 4.5점 이상, 노쇠 전단계 기준은 2.5점 이상일 때로 제시하였다.

 참고문헌

1. 원장원. Frailty의 한국어 용어. J Korean Geriatr Soc 2013;16:51-4.
2. 황환식, 권인순, 박병주, 조비룡, 윤종률, 원장원. 한국형 노쇠측정도구 개발 및 타당도 조사. J Korean Geriatr Soc 2010;14:191-202.
3. Hagströmer M, Oja P, & Sjöström M. The International Physical Activity Questionnaire (IPAQ): a study of concurrent and construct validity. Public health nutrition 2006;9:755-62.
4. Kim SY, Yun JE, Kim HJ, Jee SH. The relation of physical activity by the IPAQ to health-related quality of life-Korea national health and nutrition examination survey (KNHANES) IV 2007-2008. Korean Journal of Health Education and Promotion 2011;28:15-25.

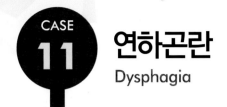

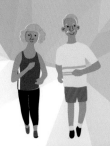

CASE 11

연하곤란
Dysphagia

백현욱(분당제생병원 임상영양내과)

증례

성별/나이	남자 / 76세
주소	인후통, 연하곤란, 전신 무력감, 좌측 경부부종
가족력	고혈압, 당뇨병
과거력	고혈압, 당뇨병
현재력	내원 3일 전부터 좌측 경부 부종과 고열, 삼킴 시 통증이 있어 동네 이비인후과에서 항생제를 복용하였으나 증상 호전 없어 응급실 통해 본원 이비인후과에 입원하였다.

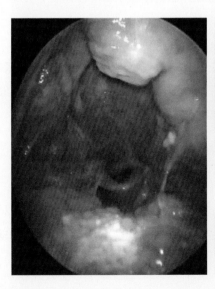

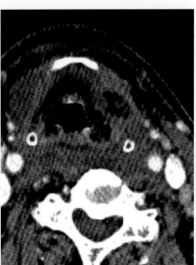

응급실에서 촬영한 경부전산화단층촬영에서 0.6 cm의 좌측 편도주변 농양과 주변부 부종이 발견되어 항생제를 적용하였으나, 이후 전측 경부로 괴사근막염이 발생하여 전신마취 하 절개 배농하였다. 이후 전신상태 호전되었다고 생각되어 식이 진행하였으나 흡인성폐렴과 폐동맥색전증 발생하여 패혈증과 호흡부전 동반되어 중환자실에서 인공

호흡기 적용하여 치료하였다. 2차례에 걸쳐 추가로 전신마취 하에 절개배농과 중환자실 가료를 받았다. 입원 후 1개월 간 금식 상태로 6.1 kg 체중 감소가 동반되었다. 일반병실 전동 후 연하곤란, 영양실조와 악액질 치료 위하여 임상영양내과로 전과되었다.

 Problem list

1. 심경부 괴사근막염에 동반된 농양
2. 연하곤란
3. 영양실조-악액질
4. 폐동맥색전증
5. 흡인성폐렴
6. 고혈압
7. 당뇨병

 입원 후 경과

표 1   검사결과

CBC	WBC 6300/mm^3, Hb 9.3 g/dL(입원일 검사 13), Hct 26.8%, PLT 425000 mm^3
Electrolyte	Na 134 mmol/L, K 3.3 mmol/L, Cl 102 mmol/L
ESR/CRP	120 mm/h, 2.26 mg/dL
LFT, RFT	AST/ALT 14/13 IU/L, BUN/Cr 20.9/1.25 mg/dL Albumin 2.9 g/dL(입원일 검사 3.7),
Nutrition level	Prealbumin 17.6 mg/dL, Transferrin 182.0 mg/dL, Mg 1.7 mg/dL, Zn 44 ug/dL Se 8.2 ug/dL, 25-OH-Vit D 7.7 ng/mL, Vit B12 518.70 pg/mL,

① Reflux esophagitis, minimal change with hiatal hernia

② Mallory-weiss syndrome with subepithelial hematoma, no active bleeding

③ Chronic atrophic gastritis

④ Erosive duodenitis

⑤ 경과: 내시경 진입하며 식도의 폐쇄, 협착, 천공 등은 관찰되지 않았다.

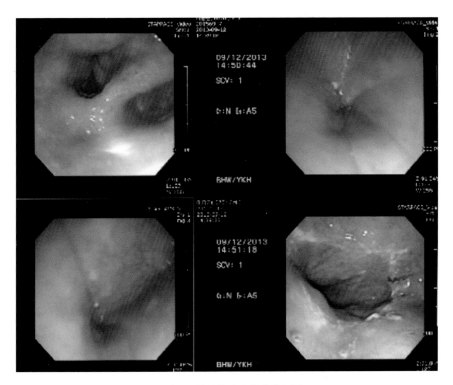

그림 1 상부위장관내시경 소견

요점 정리

이비인후과 입원하여 지속적으로 금식하며 정맥영양 포함한 영양 공급이 전무하여 한 달 동안 Hb는 입원 당시 13 g/dL에서 6.8 g/dL, albumin은 3.7 g/dL에서 2.9 g/dL, 몸무게는 72.9 kg에서 66.8 kg으로 1개월 간 8.4% 감소하였다(표 1).

BIA (Bioimpedance Analysis; Inbody)로 측정한 SMI (skeletal muscle index)는 6.82 kg/m^{2}로 근감소증(sarcopenia)을 보였다.

임상영양내과로 전과되어 경구 투여가 가능한지 보기 위하여 시행한 상부위장관내시경에서 천공이 우려되거나 협착, 폐쇄된 소견 관찰되지 않았다(그림 1). 삼킴검사(videofluoroscopic swallowing study, VFSS)상 5 ml 액체 투여로 기침과 흡인 유발되었다. 지속적으로 발생하는 흡인소견은 영양실조로 인한 근감소증과 연관된 삼킴기능저하로 생각되었다. 연하장애로 인하여 경구 투여는 불가하여 경장영양(Enteral nutrition)을 비위관을 삽입하여 시작하였다. 충분한 단백질-열량과 미세 영양소를 환자에게 적적량 보충하여 근감소증과 전신 상태 호전시켜 삼킴기능의 회복을 목표로 하였다(그림 2).

비위관을 이용한 경장영양을 한 달 이상 지속하여야 한다면 위루술이 필요하나 경장영양 시작

후 14일 째 환자의 전신상태와 삼킴기능이 호전되어, 젤 형태의 연하장애용 영양보조식(그림 2)을 경구 투여 시작하며 흡인되는 양상은 관찰되지 않았다.

1주간 젤 형태의 영양보조식에 흡인되는 양상이 없어 비위급식관 제거 후 1단계 연하곤란식을 시작하였다. 충분량이 증량될 때까지 보조적 정맥영양(supplemental parenteral nutrition) 추가로 1주간 적용하였다. 제3단계 연하곤란식 2,000 kcal까지 증량 후 퇴원을 진행하였다.

1. 퇴원 시 검사 결과

- Hemoglobin 12.4 g/dL
- Mg 2.0 mg/dL
- Zinc 72 µg/dL
- Prealbumin 21 mg/dL
- Albumin 3.4 g/dL
- Body weight 69 kg (2 kg weight gain/month)
- SMI 7.02 kg/m²

퇴원 이후 1주 시점, 환자는 걸어서 외래 내원하였으며 퇴원 후 정상 식사를 하였고, 1주간 1 kg

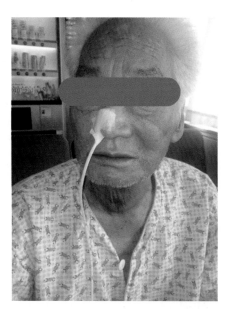

그림 2 본 환자는 경장영양을 refeeding syndrome이 오지 않도록 필요량의 1/3 이하로 시작하여 증상 변화와 마그네슘, 인, 칼륨 등의 혈청 농도를 측정하며 점진 증량하였다. BIA (Bioimpedance Analysis) 결과 근감소증(sarcopenia)이 현저하여 고단백질 공급과 아연과 셀레늄 보충을 적극적으로 시행하였다.

체중 증가를 보였다. 걷기와 일상 활동에 전혀 지장이 없었다. 혈청 헤모글로빈과 알부민 농도 또한 퇴원 당시에 비하여 상승하였다.

2. 퇴원 후 1주 시점 검사 결과

- Prealbumin 30.8 mg/dL
- Hemoglobin 12.9 g/dL
- Albumin 3.7 g/dL
- Body weight 70 kg (1 kg weight gain/1 week)

본 환자는 급성 질환에 동반된 중증 패혈증, 인공호흡기 적용에 의한 신체 교정으로 인하여 급성으로 진행된 중증 영양실조와 악액질 그리고 근감소증 관련 연하곤란 사례이다. 더하여 급성 질환 치료 중 초급성기 이후의 영양치료가 전혀 진행되지 않아 매우 짧은 기간 중 다수의 미네랄 부족을 동반한 심각한 영양실조가 발현되었다. 충분한 단백질과 열량 공급은 필수이나 이 환자처럼 장기간 금식한 환자는 refeeding syndrome을 주의하여 서서히 영양 공급을 증량하며 특히 당의 다량 공급을 피한다. 마그네슘, 칼륨과 인의 세포 내 유입으로 인한 심부전증, 폐부종 등의 합병증을 주의 깊게 관찰한다.

근감소증(Sarcopenia)으로 인한 연하곤란이 동반되어 비위관(Nasogastric tube)을 통한 경장영양(Enteral nutrition)을 시작하였으며, 중증의 근감소증 치료는 충분한 단백질과 아연 미네랄을 제대로 공급하여 회복을 돕고자 하였다.

한 달 이상의 비위관을 이용한 경장영양이 필요할 경우 경피 내시경하 위루술(PEG: percutaneous endoscopic gastrostomy)을 계획하였다(그림 3). 이는 내시경을 이용하여 복부에서 직접 위에 관을 삽입하여 경장영양을 할 수 있는 방법으로 시술이 간편하고 안전하다. 경피 내시경하 위루술 시행 후 24시간 이내에 경장영양을 시작할 수 있으며 경장영양을 통해 장관기능을 정상적으로 유지할 수 있으며 상처 회복 향상 및 감염 발생빈도의 감소 등의 면역학적, 생리적 장점을 도모할 수 있으며 정맥영양(parenteral nutrition)에 비해 의료비 부담을 줄일 수 있다. 위루술은 장기 경장영양 환자의 편이성을 높인다. 즉 비위관을 사용하여 동반되는 활동 제약과 코 주변 피부와 점막 손상과 인후두 부위의 이물감을 피할 수 있고, 관으로 지속적으로 상하부 식도 괄약근을 열어 놓은 상태를 피할 수 있어 완벽하지는 않으나 위산 역류를 줄이는 데 기여한다. 위루술 관은 비위관에 비하여 내경이 크고 짧은 관을 삽입하므로 관 막힘이 적고, 재질인 실리콘은 조직 자극이 매우 적고 관교체 주기가 길어 관리가 용이하다(그림 4).

이 환자는 비교적 단기에 근감소증이 회복이 되어 젤 형태의 연하곤란 영양보조식부터 시작하여 단계별 연하곤란식과 보조 정맥영양(supplemental parenteral nutrition)으로 정상식사와 일상생활이 가능한 상태로 회복되었다.

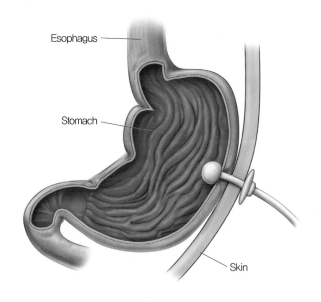

그림 3 경피 내시경하 위루술 모식도

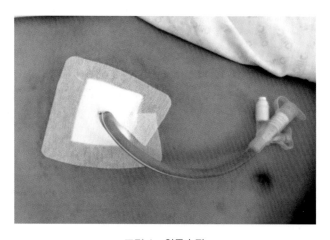

그림 4 위루술관

이 사례는 급성 질환으로 중환자실 입원가료를 요하였던 환자가 중증의 근감소증으로 인하여 연하곤란이 동반된 예로 경장, 정맥 영양과 미네랄 보충 등의 적극적 영양치료로 근감소증을 호전시키고, 단계별 연하곤란식을 적용하여 정상으로 기능이 회복한 예이다.

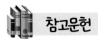 참고문헌

1. Lancaster J. Dysphagia: its nature, assessment and management. Br J Community Nurs 2015;Suppl Nutrition:S28-32.

2. Clavé P, Shaker R. Dysphagia: current reality and scope of the problem. Nat Rev Gastroenterol Hepatol 2015;12:259-70.

3. Namasivayam AM1, Steele CM. Malnutrition and Dysphagia in long-term care: a systematic review. J Nutr Gerontol Geriatr 2015;34:1-21.

4. Becker R1, Nieczaj R, Egge K, Moll A, Meinhardt M, Schulz RJ. Functional dysphagia therapy and PEG treatment in a clinical geriatric setting. Dysphagia 2011;26:108-16.

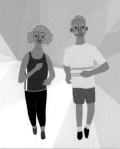

노인학대
Elder Abuse

박명화(충남의대 간호학과)

 증례

성별/나이	여자 / 78세
주소	노인학대로 인한 골절상
가족력	환자의 보호자는 환자의 아들로 알코올 중독과 가정폭력으로 최근 아내와 이혼을 했으며 그 이후 환자와 둘이 살고 있다.
과거력	환자는 두 달 전 오른쪽 팔목 골절로 내원한 기록이 있으며 그 이후 관리가 되지 않아 오른쪽 손으로 물건을 드는 행동을 하는 데 어려움을 겪고 있었다. 그리고 5년 전 치매 진단을 받아 평소에도 일상생활 수행에 제한이 있었다.
현병력	환자는 오후 6시 코피를 흘리며 내원했고 눈과 광대뼈 주위에 피멍이 들어있었다. 방사선 검사 결과 코와 광대뼈에 골절상으로 나타났다. 보호자는 퉁명스럽게 "넘어진 뒤 코피가 나서 데리고 왔다"라고 말하며 "그러게 가만히 있지 왜 또 움직여서 이 사단을 만들어"라며 시종일관 짜증을 내는 모습을 보였고 환자는 더 움츠러들며 공포심을 나타내었다. 의료진이 방사선 검사실로 옮기기 위해 다가갔을 때 어눌한 말투로 "내가 잘못했어."라며 두려워하고 불안해 보였다. 검사 후 살펴보니 팔과 다리, 등 부분에 멍이나 오래된 화상자국도 보였다. 더럽고 악취가 나는 옷을 입고 있었으며 장기간 씻지 못하였는지 머리카락이 기름지고 뭉쳐있었으며 손톱은 부러지고 피부도 간지러워 긁었는지 피딱지가 올라와있는 상태였다. 입 안은 말라 있었고 피부가 건조하며 탄력성이 감소되어 있었다. 담당의료진이 보호자에게 환자와의 관계에 대해 면담을 요청하자 거절했으며 "남의 집 일에 무슨 상관이야!"라며 큰소리로 화를 내는 모습을 보였다.

Problem list

1. 치매
2. 안면부 골절
3. 영양불균형
4. 불안감과 공포심

 입원 후 경과

입원 후 시행한 체질량지수(Body Mass Index)는 16 (kg/m²), 간이영양평가(Mini Nutritional Assessment)는 영양상태 선별점수 30점 만점에 16점으로 영양불량 상태로 확인되었다. 그리고 혈청 알부민 수치 2.9 g/dL, 혈청 전알부민 수치 14.0 mg/dL로 혈액학점 검사에서도 영양불량 상태로 확인되었다.

추가 방사선 검사를 통해 안면부 외의 골절상태를 확인하였으나 추가 골절부위는 확인되지 않아 안면부 골절 부위에 대한 집중 치료가 진행되었다.

환자의 심리, 정서적 부분에서 노인 우울증 선별검사 GDS 5/15 검사 결과 4점/8점으로 우울 증상이 있는 것으로 나타났다. 그리고 불안척도(BAI) 검사에서도 32점 이상으로 극심한 불안상태를 보였다.

 최종 진단

1. 노인학대로 인한 안면부 골절
2. 영양불량

 요점 정리

1. 질문

① 환자가 학대 받고 있다는 것을 어떻게 확인할 수 있는가?
② 추가로 사정해야 할 것에는 어떤 것들이 있는가?
③ 노인학대의 원인과 위험요인은 무엇인가?
④ 노인학대 사례에 대한 대처방안은 무엇이 있는가?

2. 해답

① 노인학대는 누군가가 의도적으로 노인에게 위해를 가하는 정도의 소극적 협의의 개념에서부터 노인의 인권을 침해하는 것을 전제로 하는 적극적 광의의 개념으로까지 확대해서 볼 수 있다. 학대의 유형은 신체적 손상, 상해 등이 나타나는 신체적 학대, 정서적인 고통을 유발하는 폭언이나 비언어적 행위가 포함되는 정서적 학대, 착취나 불법적인 자산사용 등의 경제적 학대, 방임, 유기 등으로 나눌 수 있다(표 1). 학대의 대표적인 징후들로는 탈수, 영양실조, 골절, 화상, 위생상태 불량 등이 있다. 위의 사례에서 나타나는 학대의 징후는 안면부의 골절, 보호자나 환자의 설명과 일치하지 않는 상해, 팔과 다리에 나타난 오래된 멍과 화상자국, 관리 받지 못한 이전의 골절상, 5년 전 진단받은 치매, 일상생활 수행능력 결여, 더럽고 악취가 나는 옷과 머리, 손톱, 피부 등의 위생불량, 구강 건조, 피부건조와 탄력성 저하, 불안과 초조, 아들의 폭력이력과 알코올 중독 등이 있다. 멍과 화상자국, 안면부의 골절상 등은 신체적 학

표 1 **신체적 및 심리적 학대지표**

학대유형	학대 표시
신체적 학대	• 타박상이나 구타자국: 얼굴, 입술 또는 입, 허리부위, 등, 엉덩이 또는 대퇴부 다양한 치유흔적, 집중되어 있거나 규칙적 양상의 상처 상해를 가하기 위해 특정 물건을 사용한 흔적(예: 전기코드, 벨트버클) • 보호자의 부재, 주말 또는 휴가 후에 정기적으로 나타나는 화상: 담배에 의한, 특히 발바닥, 손바닥이나 엉덩이 뒷부분의 화상 흔적, 다리미 등에 의한 화상 흔적 • 골절: 두개골, 코, 안면부 • 열상 또는 찰과상: 입, 입술, 잇몸 또는 눈 주위, 회음부 주위
방임	• 지속적인 배고픔, 위생상태 불량 또는 적절치 못한 옷차림 • 지속적인 보호 결여, 특히 장기간 관리를 받지 못한 신체적 문제 또는 의료 요구 • 유기 • 사회적 고립
착취	• 노인의 부적절한 금전 사용 행위 • 국가에서 노인이 받는 지원의 금전거래 행위 • 서비스 제공 철회 위협 • 절도 • 가해자의 노인 현금사용 통제 행위 • 가해자의 노인소유물 파괴 행위
성적 학대	• 걷거나 앉는 자세의 어려움 • 속옷에 묻어나는 혈흔 • 회음 부위의 통증 또는 가려움증 • 외음부나 질 부위, 항문 주위의 찰과상 또는 출혈 • 성병
심리적 학대	• 손가락 빨기, 깨물기 또는 몸을 흔드는 행위 • 반사회적 · 파괴적 행위 • 수면장애, 짜증, 망상, 강박충동, 공포

대의 가능성을 나타내며 관리 받지 못한 오래된 상해, 구강과 피부가 건조하며 위생상태가 불량이고 적절하지 못한 옷차림으로 보아 지속적인 보호와 관리 결여를 나타내는 방임 등을 의심할 수 있다. 의료진이 다가갔을 때 "잘못했어."라고 말하며 환자가 나타내는 습관적 두려움과 불안함, 공포 등은 심리적 학대의 징후로 보이며 아들의 폭력 이력이나 알코올 중독 등은 학대의 중요한 원인이며 위험요인이 된다. 또한 아들이 면담을 피하거나 노인을 비난하는 양상의 언행으로 보아 학대를 의심할 수 있다.

② 추가적으로 노인과의 면담을 통해 건강력을 평가하도록 한다. 노인은 학대 행위자를 두려워하거나 위협, 보복에 대한 두려움으로 학대사실을 부정할 수 있으며 학대 행위자를 보호하려고 할 수 있다. 그러므로 가해자와 피해자의 개별면담을 통해 건강력을 획득해야 하며 양측 모두 별도 면담을 통해 피해자가 받은 상해에 대한 설명으로 일치하지 않는 부분이나 보호자의 무관심한 행동, 노인에 대한 비난과 분노 표출, 노인의 우울 증세나 불안, 공포 등을 관찰하여 학대에 대한 징후를 기록해야 한다. 또한 노인학대의 신체적 징후가 발견되면 학대로 받은 손상, 상해들을 진찰검사 소견으로 상세하게 남겨야 하며 옷을 벗겨 겨드랑이나 복부, 등 쪽의 드러나지 않는 부분까지 확인해야 한다. 상해의 크기에 대해 참고할 수 있는 동전이나 자 등과 함께 사진을 찍어 의무기록에 남겨놓는 것이 좋다. 이러한 기록은 법적분쟁에 있어 가장 유용하며 필수적인 의무기록이 될 수 있다. 또한 빈혈이나 영양상태의 확인을 위해 전혈구 검사나 탈수, 총 단백질, 알부민 등을 확인하는 검사, 요비중 검사 등을 추가적으로 해야 한다. 골절이 의심되는 환자는 방사선 검사 등을 통해 골절시기 등을 판단할 수 있으며 골절이나 화상의 방치된 흔적 또한 추가로 사정해야 할 부분이다. 방임이나 유기된 학대 피해환자는 몇 달 전 내원한 환자들의 상태가 전혀 나아지지 않고 방치되어 있는 모습 등을 볼 수 있다. 성적학대를 확인하는 검사와 노인의 인지기능평가도 함께 동반되어야 한다. 또 노인의 의존성을 높이는 원인 파악을 위해 일상생활 수행능력(Activities of Daily Living, ADL)과 도구적 일상생활 수행능력(Instrumental Activities of Daily Living, IADL)에 대해 평가할 수 있다. 적절하지 못한 주거지의 상태나 사고가능성이 높은 환경적 위험요인 등의 환경적 요인들을 평가해야 하며 노인의 안전에 위협이나 방해가 되는 요소가 있으면 해당 환경으로부터의 분리와 적절한 조치를 취할 수 있어야 한다.

위의 사례로 보아 안면부 골절과 그에 맞지 않은 상황설명 등으로 학대를 의심할 수 있어 노인과 보호자 개별면담이 필요하나 보호자가 면담을 거부하고 있고 노인 또한 간호사가 다가기만 해도 불안감과 공포심을 보이므로 편안한 환경을 조성하여 면담이 필요하며 구강건조와 같은 탈수 증상이 보여 영양사정과 탈수사정을 위해 그에 따른 전혈구 검사, 요비중 검사 등을 추가로 평가해야 한다. 또한 현재 발생한 골절상 외에 방사선 검사를 통해 두 달 전 골절상의 경과를 보고 관리 받지 못한 신체적인 문제를 확인하고 적절한 조취를 취해야 한다.

표 2 노인학대의 위험요인

요인	내용
피해자 요인	
사회적 고립	사회적 고립은 스트레스를 심화시킨다. 고립된 노인에 대한 학대는 발견되기도 어렵고 쉽게 예방되지 않는다.
만성질환 혹은 기능적인 장애	노인이 스스로 위험을 벗어나거나 도움을 요청하고 자신을 방어할 수 있는 능력을 감소시킨다. 이러한 노인은 돌봄 요구가 증가하므로 부양자의 스트레스가 가중된다.
인지장애	재정적 학대나 방임의 위험이 증가한다. 치매노인은 돌보기 힘들고 부양자를 좌절하게 하여 공격적이거나 파괴적으로 만들어 소진된 부양자에 의한 학대를 유발할 수 있다.
가해자 요인	
물질남용	알코올, 약물남용, 중독 혹은 금단 등은 공격적인 행태를 초래할 수 있다.
정신질환	정신질환(정신분열증 등)은 공격적인 행위를 초래할 수 있다. 입원치료시설에서 퇴원하여 노인이 거주하는 집으로 돌아온 정신질환 환자는 시설에서는 비록 공격성을 보이지 않았더라도 집에서는 공격적일 수 있다.
폭력의 이력	외부나 가족(특히 배우자)에서 폭력 이력이 있는 경우 노인학대를 예측할 수 있다. 폭력이 힘든 삶의 경험에 대한 학습된 반응이거나 화나 좌절을 표현하는 학습된 방법일 수 있다는 가설이 바탕으로 한다.
노인에게 의존을 많이 하는 경우	재정적 지원, 주거문제, 정서적 지지 혹은 다른 요구를 노인에게 의존하는 것은 오히려 적개심을 유발하여 학대를 초래할 수 있다. 만약 노인이 가족구성원(특히 성인자녀)의 도움 요청을 거절하면 학대의 위험은 증가한다.
스트레스	스트레스가 심한 사건들(예를 들면, 장기간의 재정적 문제, 가족의 사망)이나 돌봄에 대한 책임 증가는 학대의 가능성을 증가시킨다.
피해자와 가해자의 공통 요인	
공동주거 형태	독거하는 노인이 학대를 받을 위험은 상대적으로 적다. 주거를 공유하는 경우에는 긴장과 다툼의 기회가 증가하여 학대를 초래할 가능성이 증가된다.

③ 노인학대의 원인과 위험요인(표 2)에는 복합적 요인들이 있는데 노인의 개인적 특성이나 의존성, 가해자의 특성이나 돌봄 부양자로서의 스트레스, 가정 환경적 요인이나 사회 문화적 요인을 들 수 있다. 노인이 연령이 높거나 의존성이 높아질수록 학대위험이 높아지는데 이는 간호에 대한 부담이 늘어날수록 부양자의 신체적, 정신적 스트레스에 영향을 미치게 되는 것과 연관이 있다. 가해자의 정서적, 정신적 건강문제 또한 학대에 영향을 미치며 특히 알코올 중독이나 정신질환문제가 있는 가해자는 학대의 정도가 더욱 심각하며 학대의 형태도 다양해진다. 주 가해자가 누구인지 또한 학대 형태나 심각성에 대해 영향을 주는데 주 가해자가 자녀인 경우 동거유무에 의해 학대의 형태가 달라지는데 동거 시 신체적, 정신적 학대가 상대적으로 높은 반면 동거하지 않는 경우는 학대 받을 가능성은 아주 낮아지나 유기나 방임과 같은 학대를 경험할 가능성이 높게 나타났다. 자녀에게 행해왔던 학대가 자녀가 성인이 되면서 노부부에게로 학대가 옮겨오는 경우 또한 흔히 나타나는 원인 중에 한 가지로 꼽힌

다. 주 가해자가 배우자인 경우에는 학대의 정도가 더 심해지는데 대부분 노년기 이전의 배우자 폭력이 지속된 것으로 볼 수 있으며 그 피해의 정도가 심해진다. 사회 가치관의 변화로 효사상의 결여나 사회복지 시스템의 결여 또한 학대의 원인으로 꼽을 수 있다. 위의 사례에서는 치매노인의 일상수행능력부족으로 인한 의존성 증가와 아들의 알코올중독, 폭력의 이력, 노인과 아들의 동거 등이 주요한 원인이자 위험요인으로 볼 수 있다.

④ 우리나라의 학대 피해노인의 상당수는 학대가 자신의 잘못이라 생각하거나 가해자를 숨겨주거나 보호하려는 모습이 나타나며 학대를 인정하지 않아 학대에 대한 대처방안을 세우기가 어렵다. 그러므로 학대자와 학대받는 노인을 분리하여 면담하며 학대받는 노인 당사자와 함께 대처방안을 세우는 것이 중요하며 학대 사실을 숨기기보다 드러내어 도움을 받도록 하는 것이 좋다. 노인학대는 원인이 다양하고 복합적인 문제를 가지고 있으므로 예방과 중재에 대한 대처방안 또한 복합적인 측면으로 접근해야하기 때문에 피해자와 가해자, 가정 환경적, 사회적 측면 모두 고려하여 대처방안을 계획해야 한다. 가해자와 피해자적 측면으로 볼 때의 대처방안으로는 노인의 의존성을 줄이고 독립적인 자가 간호의 향상을 통해 돌봄 제공자의 스트레스와 돌봄 부담을 줄이는 것이다. 노인에게 알맞은 복지 시스템이나 사회적 활동프로그램을 통해 가족과의 분리와 긍정적인 사회적 지지도 얻을 수 있어 우울과 정서적인 문제를 감소시켜줄 수 있다. 가해자에게도 사회적 지지자원을 찾아 제공하면 돌봄 스트레스, 부양부담 등을 줄일 수 있고 가족적인 차원의 심리 치료 등도 제공받을 수 있다. 또한 심리적인 학대에 대한 교육을 통한 심리적 학대인지와 의식개선이 필요하며 신체적인 고통과 증상이 나타나지 않는다고 해서 가볍게 지나치지 않아야 한다. 가족적인 차원에서의 가족 치료프로그램과 상담을 통한 관계향상을 고려할 수 있다. 그러나 위 사례와 같이 학대피해노인의 보호자가 알코올 남용 등의 문제가 있을 경우 보호 측면에서 노인과 분리, 입원치료를 권고해야 한다. 이외에도 사회적, 법적 측면이 도움이 될 수 있는데 사례에서 볼 수 있듯이 치매노인과 같이 만성적 질환으로 방임되는 노인들을 국가차원에서 보호할 수 있는 정책이 강화되어야 한다. 학대 신고의무와 고발체계가 확립되어 일차적인 예방을 하는 것도 중요하다. 의료기관과 노인 복지시설, 장애인 복지시설, 119구급대, 장기요양기관 등의 기관에 근무하는 사람들은 직무상 노인학대를 알게 된 때에 즉시 노인보호전문기관이나 수사기관에 신고를 해야 한다(「노인복지법」 제39조의6제2항). 또 학대받은 노인들이 가해자에게 분리되어야 한다고 판단될 경우 학대피해노인쉼터에 머무를 수 있는데 "학대피해노인쉼터"란 노인학대로 피해를 입은 노인을 일시적으로 보호하고 심신 치유 프로그램을 제공하는 시설로서, 각 지역의 노인보호전문기관에서 운영하고 있다(「노인복지법」 제39조의5, 「노인복지법 시행령」 제20조의5제1호 및 「노인복지법 시행규칙」 제29조의14제1항제1호 참조). 머무를 수 있는 기간은 최대 3개월로 정해져 있으며 부득이한 상황 발생시 1개월 연장하거나 승인을 거쳐 재입소가 가능하다. 그러나 60세 이상의 노인만 가능하며 치매나 부랑, 노숙 노인은 입소할 수 없다.

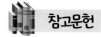 참고문헌

1. Pillemer K, Burnes D, Riffin C, Lachs MS. Elder Abuse: Global Situation, Risk Factors, and Prevention Strategies. Gerontologist 2016;56 Suppl 2:S194-205.
2. Lachs MS, Pillemer KA. Elder Abuse. N Engl J Med 2015;373:1947-56.
3. O'Brien JG. Screening for Elder Abuse and Neglect. J Am Geriatr Soc 2015;63:1689-91.

CASE 13

섬망과 저나트륨혈증
Delirium & Hyponatremia

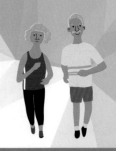

원장원(경희의대 가정의학과)

 증례

성별/나이	여자 / 65세
주소	기면 상태(sleepiness)
가족력	특이력 없음
과거력	2010년 뇌경색(좌측 시상, 뇌교)으로 타인의 도움하에 보행 가능하였다.
기왕력	10년 전부터 당뇨병, 고혈압 병력이 있고 약물 복용 중이며, 2년 전 심혈관조영술 받은 적이 있고 최근 뇌출혈로 입원한 적 있음. 2011년에 우측 시상(thalamus)과 뇌실내 출혈이 있어 이후 좌측 반신마비 상태이다.
약물력	Glucophage 500 mg tid, nateglinide 120 mg tid, nebivolol qd, Methylphenidate 10 mg bid, donepezil 5 mg qd, carnitine 500 mg tid, valproate 300 mg tid, Celecoxib 1T qd, Magnesium oxide 250 mg 1T tid, Lactobacillus 250 mg bid, Omeprazole 10 mg qd
생활력	Alcohol (−), Smoking (−) 직업: 주부
현병력	4개월 전, 좌측 슬관절 전치환술 이후 재활병원에서 재활치료하며 대증적 관리를 받아오던 중 약 3개월 전부터 자꾸 잠을 자려는 증상 지속되어 입원하였다. 치료받던 재활병원에서 검사 결과 지속적인 저나트륨혈증(hyponatremia)이 있었다. 또한 가벼운 두통을 호소하였다.

표 1 신체진찰 소견

Ht: 155 cm, Wt: 50 kg, BMI: 20.8 kg/m^2	
Vital sign	130/80−78−20−36.3
General	Alert consciousness chronic ill−looking app.
Skin	Normal skin turgor Tongue dryness (−)
Head & Neck	No cervical LN enlargement No neck vein engorgement No palpable mass
Eye & ENT	Isocoric pupil c PLR(++/++) Nonicteric sclera & pinkish conjunctiva PI(−) PTH(−/−)
Chest	CBS s rale RHB s murmur
Abdomen	NABS Soft & flat abdomen Td/rTd (−/−)
Back & Extremity	CVA Td (−/−) Pretibial pitting edema (−/−) Lt. knee heat sensation (+) − OS에서 obs. 중 *다리 수술을 한 이후로 걷지 못했다고 함
Neurology	Cranial nerve test: intact

Cranial nerve test 표:

sensory		motor	
100	100	V	V
100	100	VI	VI

표 2 입원검사성적

CBC/DC	Hb 11.4 (g/dL), WBC 3,510, Platelet 164,000 (Seg: 66.4%)		
Chemistry	• Prot/Alb	6.2/3.7	(g/dL)
	• ALP	63	(IU/L)
	• T. billirubin	0.53	(mg/dL)
	• AST/ALT	13/8	(IU/L)
	• BUN/Cr	13/0.4	(mg/dL)
	• Na/K/Cl	127/4.5/91	(mEg/L)
	• Ca/P	8.6/3.6	(mg/dL)
	• Glucose	139	(mg/dL)
	• T−chol	140	(mg/dL)
	• TG	67	(mg/dL)

TFT	• T3	119	(g/dL)
	• fT4	1.28	(g/dL)
	• TSH	4.08	(μU/mL)
Serum & Urine Osm	• Serum Osm	274	(mOsm/L)
	• Urine Osm	578	(mOsm/L)
내분비검사	• Aldostrerone	106.1	(ng/dL)
	• PRA	0.3	(ng/mL/hour)
	• ACTH	19.5	(pg/ml)
	• Cortisol	18.5	(μg/dL)
	• HbA1c	6.0	(%)
심전도	sinus rhythm with premature atrial complexes with aberrant conduction.		

 Problem list

1. 의식저하(섬망)
2. Hyponatremia + increased urine Na level
3. Type2 DM, HTN
4. Known ICH, IVH Rt. Thalamus
5. Vomiting
6. S/P TKR Lt.

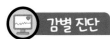 **감별 진단**

1. R/O SIADH
2. R/O Adrenal insufficiency
3. R/O Hypothyroidism

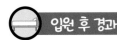 **입원 후 경과**

Initial Therapeutic Plan

1. Hyponatremia + increased urine Na level

SIADH d/t drug induced

• SIADH를 유발할 수 있는 Orfil (valproic acid)을 감량 후 중단(tapering)하고 Cerebrex 중단하였다.

- 수분섭취 제한: 소변량과 불감 수분 손실량(insensible loss)보다 적은 양의 수분 섭취(약 800~1,100 ml/day 이내)
- 음식을 짜게 먹고 물을 적게 마시도록 교육하였다.

2. type2 DM

① 당뇨약을 유지하며 BST 측정하였다.

② Glucophage 500 mg 1T tid, Fastic 120 mg 1T tid

3. HTN

당뇨병 치료제를 계속 사용하였다.

4. known ICH, IVH Rt. thalamus

① 재활치료를 시행하였다.

② Methylphenidate, donepezil, Elcartin을 유지하였다.

5. Vomiting

Vomiting d/t hyponatremia

최종 진단

Delirium due to hyponatremia with underlying Drug (Valproic acid)-induced SIADH

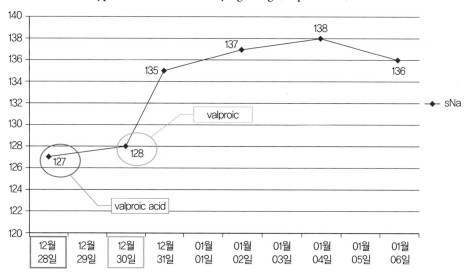

그림 1

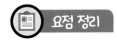

1. 섬망

종합병원에 입원한 70세 이상의 환자 중 80%는 정도의 차이는 있지만 섬망을 경험하고 이중 15~20%는 중증의 섬망을 경험한다고 한다.

DSM-IV의 섬망 진단 기준은 표 3과 같다.

표 3 DSM-IV (Diagnostic and Statistical Manual of Mental Disorders) 기준(A, B, C, D를 모두 만족)

A. 의식의 장애(즉, 주변 환경을 명확히 알아보는 능력이 감소) + 주의를 집중, 유지 혹은 다른 곳으로 주의를 전환하는 능력이 감소한다.
B. 인지 기능의 변화(기억력 결핍, 지남력 장애, 언어 장애) 혹은 지각 장애가 있지만, 치매 증상으로만 잘 설명되지 않는다.
C. 짧은 기간(보통 수시간~수일)에 걸쳐 갑자기 발생되며, 하루의 경과 중에도 오르락 내리락 하는 경향이 있다.
D. 다음 중 최소 한 가지 이상
  − 장애가 전반적인 건강 상태의 직접적인 생리적 결과에 기인한다 or
  − A와 B의 증상들이 물질 중독의 상태에서 나타났다 or
  − 약물의 사용이 원인적으로 연관이 있다 or
  − A와 B의 증상들이 금단 증상 중, 혹은 직후에 나타났다 or
  − 섬망의 원인이 두 가지 이상 존재한다(예, 전반적 건강 상태 + 약물의 부작용) or
  − 전반적 건강 상태나 물질(약물)의 사용이 섬망의 임상 증상을 유발했으리라 추정되나, 특정한 원인을 밝힐 수는 없다 or
  − 위 내용에 기술되지 않은 다른 원인에 의한 섬망(예, 감각 장애)

섬망의 위험요인은 아래와 같다.

① 선행 요인(Predisposing factor): 치매(2~5배 증가), 심한 기저 질환, 기능 장애, 고령, 만성신부전, 탈수, 영양부족, 청력/시력장애

② 유발 요인(Precipitating factor): 약물, 거동장애, 방광내 거치 카테터, 결박, 대사 장애, 과음, 환경 요인, 심리적 요인

약물은 특히, 안정제/수면제, 마약성 진통제, 항콜린제 등이 섬망을 잘 유발하며, 약물의 갯수가 4개 이상 증가해도 섬망의 발생 위험이 증가한다.

섬망의 진단을 위한 선별검사로 confusion assessment method (CAM)가 많이 사용된다. 이는

① acute onset and fluctuating course

② inattention − fail in 5 forward digit span, recite the months backwards.

③ disorganized thinking

④ altered level of consciousness: hyperalert, drowsy, stupor, coma

로 구성되어 있으며 1과 2를 동시에 만족하면서 3이나 4 중에 1개가 해당되는 경우 섬망을 의심하게 된다.

표 4 섬망의 원인: "THE DELIRIUM"

T	Trauma	머리의 외상, 수술 후, 고온증 혹은 저온증
H	Hypoxia	빈혈, 저혈압, 폐색전
E	Endocrinopathy	고혈당, 저혈당, 갑상선기능 이상, 부신기능 이상, 부갑상선기능 항진증
D	Drugs or heavy metals	여러 가지 약물들, 납, 망간, 수은
E	Electrolytes	고나트륨혈증 혹은 저나트륨혈증
L	Lack of drugs, water, or food	통증, 금단(알콜,벤조디아제핀), 탈수, 영양 결핍(비타민 B12, Thiamine)
I	Infection	패혈증, 요로감염, 흡인성 폐렴
R	Reduced sensory input	시력 장애, 청력 장애, 신경병(neuropathy; 당뇨병성 신경병)
I	Intracranial	SDH, 뇌수막염, 간질, 뇌종양, 뇌졸중
U	Urinary/Fecal retention	약물, 변비
M	Myocardial	심근 경색, 심부전, 부정맥

2. 항이뇨 호르몬 부적절 분비 증후군 SIADH

SIADH는 항이뇨 호르몬의 과잉분비 때문에 발생하며 저나트륨혈증을 유발한다. 감염, 악성 종양, 약물, 흉부 질환, 중추신경계 질환 등 다양한 원인에 의하여 발생하며 전체의 약 67%는 악성 종양과 관련이 있는 것으로 알려져 있다. SIADH를 진단하기 위해서는 탈수 현상이나 혈장의 산-염기 이상이 없으면서 저나트륨혈증, 저장성 혈장(<270 mOsm/L), 농축뇨(>100 mOsm/L), 정상뇨 나트륨(>40 mEq/L)을 보이고 신기능, 갑상선기능, 부신피질 기능에 이상이 없어야 한다. 진단에 항이뇨호르본의 과잉분비를 증명할 필요는 없다.

3. 치료

혈청 나트륨 농도가 125~130 mEq/L인 경우 증상이 나타날 수 있는데 주로 오심, 구토 등 소화기 증상이다. 혈청 나트륨 농도가 125 mEq/L 미만으로 감소한 경우에는 뇌부종의 발생으로 각종 신경정신 증상이 나타난다. 즉, 두통, 기면상태, 운동실조, 발작, 혼수상태 등이 나타난다. 심한 경우에는 뇌압상승, 호흡부전, 그리고 사망의 위험도 있다.

저나트륨혈증을 교정할 때는 저나트륨혈증 자체에 의한 위험성과 더불어 너무 빠른 교정에 따른 위험성도 고려해야한다. 24시간 동안 혈청 나트륨 농도를 10 mEg/L 이상 혹은 48시간 동안 혈청 나트륨 농도를 18 mEg/L 이상 증가시키는 빠른 교정은 종종 영구적인 신경학적 장애를 유발하는 삼투성 탈수초화의 위험성이 있다. 이러한 위험을 최소화하며 교정하는 방법 중에 Verbalis 등이 제시한 방법이 쉽고 유익하다. 즉, 시간당 1 mEg/L 농도의 나트륨을 교정하기 위해서는 환자의 몸무게와 동일한 양의 3% NaCl을 1시간 동안 공급하면 된다.

표 5 노인학대의 위험요인

Malignant Diseases	Pulmonary Disorders	Disorders of the Central Nervous System	Drugs	Other Causes
Carcinoma	Infections	Infection	Drugs that stimulate	Hereditary (gain-of-
Lung	Bacterial pneumonia	Encephalitis	release of AVP or	function mutations in
Small cell	Viral pneumonia	Meningitis	engance its action	the vasopressin V2
Mesothelioma	Pulmonary abscess	Brain abscess	Chlopropamide	receptor)
Ordropharynx	Tuberculosis	Rocky Mountain	SSRIs	Idiopathic
Gastrointestinal tract	Aspergillosis	spotted fever	Tricyclic	Transient
Stomach	Asthma	AIDS	antidepressants	Endurance exercise
Duodenum	Cystic fibrosis	Bleeding and masses	Clofibrate	General anesthesia
Pancreas	Respiratory failure	Subdural hematoma	Carbamazepine	Nausea
Genitourinary tract	associated with	Subarachnoid	Vincristine	Pain
Ureter	positivepressure	hemorrhage	Nicotine	Stress
Bladder	breathing	Cerebrovascular	Narcotics	
Prostate		accident	Antipsychotic drugs	
Endometrium		Brain tumors	Ifosfamide	
Endocrine thymoma		Head trauma	Cyclophosphamide	
Lymphomas		Hydrocephalus	Nonsteroidal	
Sarcomas		Cavernous sinus	antiinflammatory drugs	
Ewing's sarcoma		thrombosis	MDMA (ecstasy)	
		Other	AYP analogues	
		Multiple sclerosis	Desmopressin	
		Guillain-Barre	Oxytocin	
		syndrome	Vasopressin	
		Delerium tremens		
		Acute intermittent		
		polyphyria		

 참고문헌

1. Bae EH. Management of Chronic Asymptomatic Hyponatremia. Korean J Med 2011;80:15-9.

2. Inouye SK, van Dyk CH, Alessi CA, Balkin S, Siegal AP, Horwitz RI. Clarifying confusion: The confusion assessment method. A new method for detection of delirium. Ann Intern Med 1990;113:941-8.

3. 연병길. 섬망(Delirium). 가정의학회지 2005;26:S274-S278.

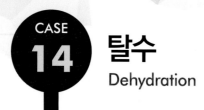

CASE 14 탈수
Dehydration

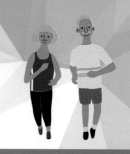

유성훈(한림의대 내분비내과)

 증례

성별/나이	남자 / 72세
주소	혈당 상승 및 전신 쇠약감
가족력	특이력 없음
현병력	당뇨병과 고혈압으로 내과 외래에서 진료 중이던 환자로 한 달 전부터 시작된 소화장애로 식사를 잘 못하고 경구약 복용도 하지 않은 상태에서 외래로 내원하였다. 내원 당시 혈당은 350 mg/dL, 혀는 말라있는 상태였으며 소변을 자주 본다고 하였다. 한 달 전에 비해 약 2 kg의 체중 감소가 있었다고 한다.
과거력	고혈압으로 codiovan 80/12.5 mg/일을 복용 중이며, 당뇨병으로 janumet 100/1,700 mg/일을 복용 중이었다. 최근 6개월 사이에 요로감염으로 2차례 외래에서 치료를 받았으며, 소화장애로 itopride 50 mg tid, Grandpaze S (복합소화제) 2 tab tid, nizatidine 150 mg bid를 복용 중이었다.
사회력	흡연(20 pack years) 및 음주(소주 한병 x 3/주), 운동은 하지 않고 있다.

 Problem list

1. 혈당 상승
2. 전신 쇠약감
3. 당뇨병
4. 고혈압
5. 소화장애

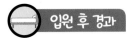
활력징후는 혈압 135/65 mmHg, 호흡수 분당 16회, 체온 36.7℃이었다.

신체검진 상 병색이 있었으며, 결막은 창백하진 않았고, 흉부나 복부에서는 특이한 이상소견은 없었다.

입원 시 시행한 혈액검사 및 소변검사 결과는 표 1과 같다. 고혈당 및 탈수 소견 보여 생리 식염수 및 인슐린 투여를 시작하였다.

환자는 인슐린 및 전해질 수액 치료 후 신체기능 회복이 되었고, 식욕도 호전되어 입원 7병일째 퇴원하였다.

표 1　입원 시에 시행한 혈액검사 및 소변검사 결과

일반혈액검사	혈색소 12.3 g/dL, 백혈구 8,490/mm³, 혈소판 152,000/mm³
일반화학검사	칼슘 8.0 mg/dL, 인 2.9 mg/dL, 공복혈당 248 mg/dL, 혈액요소질소 48 mg/dL, 크레아티닌 1.61 mg/dL, 총 단백 5.5 g/dL, 알부민 2.4 g/dL, 총 빌리루빈 1.1 mg/dL, AST/ALT 42/53 IU/L, 총콜레스테롤 149 mg/dL, 중성지방 180 mg/dL, HDL-콜레스테롤 39 mg/dL, Na/K/Cl/TCO2 148/3.1/96/25 mEq/L, 당화혈색소 12.3%
갑상선기능검사	Free T4 1.76 ng/dL, TSH 2.50 uIU/mL
소변검사	요비중 1.30
흉부 X-선	특이 소견 없음
심전도	정상

 최종 진단

노인 당뇨병환자에서 고혈당으로 인한 탈수

 요점 정리

당뇨병은 노인에서 흔한 대사장애 질환이며, 폭발적으로 증가하고 있다. 국민건강영양조사를 바탕으로 한 당뇨병의 유병률은 30세 이상의 성인에서 320 만명이며, 65세 이상의 노인인구의 22.7%인 120 만명이 당뇨병인 것으로 보고하고 있다. 미국의 경우에도 전체 당뇨병 인구의 40% 이상이 65세 이상 성인으로 밝혀진 바 있다. 국내의 정확한 통계는 없으나 미국의 경우에는 2004년에 약 60 만명의 당뇨병 환자가 당뇨병으로 인해 요양시설에 입주하여 간호를 받는 것으로 보고되었다. 그럼에도 불구하고 당뇨병을 연구하는 많은 수의 연구에는 이러한 쇠약한 노인 당뇨병 환자들이 제외된 상태에서 연구가 진행되고 있다. 미국 당뇨병학회에서는 비교적 건강한 성인에서의 적절한 당뇨병의 당화혈색소 기준을 7.0% 미만으로 제시하고 있으나 쇠약한 노인당뇨병에서는 적절한 수치의 언급 없이 "less stringent glycemic goals"를 제안한 바 있다. 이에 미국노인병학회에서는 8% 미만을 권고하고 있고, 미국재향군인회에서는 8% 내지 9%를 적절한 수치로 보고 있다. 건강한 당뇨병 환자에 비해서 쇠약한 노인 당뇨병 환자는 철저한 혈당의 관리가 부담이 될 수 밖에 없다. 식이 제한, 다약제의 복용, 정확한 인슐린의 투여가 쉽지 않으며, 저혈당과 탈수의 위험이 크다. 문제는 노인 당뇨병환자에서는 동반되어 있는 질환이 상대적으로 많고 고혈당의 증상이 잘 나타나지 않는다는 것이다. 고혈당에 의한 탈수는 인슐린 요구량에 비해 상대적인 인슐린 부족이 특징이다. 정상혈당을 유지하기 위해 인슐린 양이 부족한 상태인네, 대사 이상이 함께 동반되어 인슐린 분비능은 더욱 감소하고 인슐린 저항성은 증가하여 고혈당은 더욱 악화된다. 노인에서는 인슐린 분비능이 저하되어 있으므로 이러한 효과가 항진되고 삼투성 이뇨작용으로 이차적인 탈수가 진행된다. 이러듯 노인당뇨병환자 뿐만 아니라 노령인구에서 탈수는 상당한 위해를 가하므로 예방이 당연히 중요하겠다.

 참고문헌

1. American Diabetes A. Standards of medical care in diabetes--2014. Diabetes care 2014;37:S14-80.

2. Araki A, Ito H. Diabetes mellitus and geriatric syndromes. Geriatr Gerontol Int 2009;9:105-14.

3. Brown AF, Mangione CM, Saliba D, Sarkisian CA. Guidelines for improving the care of the older person with diabetes mellitus. J Am Geriatr Soc 2003;51:S265-80.

4. Chen LK, Chen YM, Lin MH, Peng LN, Hwang SJ. Care of elderly patients with diabetes mellitus: a focus on frailty. Ageing Res Rev 9:S18-22.

5. Fletcher AK, Dolben J. A hospital survey of the care of elderly patients with diabetes mellitus. Age Ageing 1996;25:349-52.

6. Lee SJ, Eng C. Goals of glycemic control in frail older patients with diabetes. JAMA 305:1350-1.

7. Mok JO. Drug Therapy of Elderly Diabetic Patients. J Korean Diabetes 2011;205-10.

8. Nattrass M, Lauritzen T. Review of prandial glucose regulation with repaglinide: a solution to the problem of hypoglycaemia in the treatment of Type 2 diabetes? International journal of obesity and related metabolic disorders: journal of the International Association for the Study of Obesity 2000;24:S21-31.

9. Schwartz SL. Treatment of elderly patients with type 2 diabetes mellitus: a systematic review of the benefits and risks of dipeptidyl peptidase-4 inhibitors. The American journal of geriatric pharmacotherapy 2010;8:405-18.

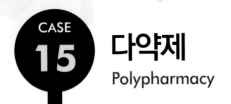

다약제
Polypharmacy

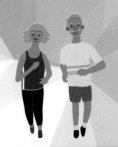

김창오 (연세의대 노년내과)

 증례

성별/나이	여자 / 83세
주소	전신통증(general ache)
가족력	특이사항 없음
과거력	고혈압, 협심증
	압박골절로 cement 시술받았다.
	14년(1년 전) – 같은 증상으로 내시경(EGD, colono), brain MRI & CT 등을 진행하였으나 특이소견은 없었다.
현병력	상기 83세 여환은 타병원에서 고혈압, 협심증으로 다니던 중 척추 압박골절로 cement 시술 받은 과거력이 있으며, 수년 전부터 시작된 전신통 및 dizziness 있으나 원인이 명확하지 않아 본원으로 전원된 분이다. 혈압 상승 시마다 동반되는 전신통을 주소로 입원하였다.

 Problem list

1. Headache/dizziness
- 누웠다가 일어날 때 어지러움 호소
  : R/O orthostatic hypotension 확인 위하여 3-position BP 측정하였으나 정상소견이었다. vastinan (trimetazidine) 복용 중으로 혈관확장제 사용에 따른 부작용을 고려하여 중단하였다.
2. General ache
- 기간: 수년 이상 지속. 최근 3~4주간은 하루 종일 아프다.
- 악화요인: 혈압이 오를 때

- 양상
  - 혈압이 오를 때는 몸살난 것처럼 전신이 아프다.
  - 명치 부위는 속이 쓰리다.

    (nociceptive pain) → ultracet (acetaminophen/tramadol)을 처방하였다.

    (GERD 증상) → pantoloc (pantoprazole) 20 mg을 처방하였다.

3. Hyponatremia
- serum, urine osmolality 진행하였다(하단의 검사수치 확인).
- candesartan/hydrochlorothiazide (atacand plus) 복용 중이었으며, hyperkalemia가 동반되어 혈압약을 oldeca (barnidipin), Lasix (furosemide)으로 변경하였다.

4. Anemia
- Digital Rectal Examination (DRE): 정상변 소견을 보였다.
- 수액치료 이후 dilution 가능성이 있었으나 aspirin 복용 중으로 빈혈소견 지속 시 위내시경 (EGD)을 고려하기로 하였다.

이전 병력(s/p Percutaneous VertebroPlasty: PVP) 및 수년 간의 비전형적인 통증으로 신경외과 및 정신과 협진을 진행하였다.

〈신경외과 협진 결과〉

현재 호소하는 통증은 spine과의 연관성이 낮으며, MRI 등 추가 검사의 진행은 필요하지 않음. NSAIDs 등으로 pain control 권고함

〈정신과 협진 결과〉

정신과적 상태가 두드러지지 않으며 환자 본인이 정신과적 치료를 거부하고 있음. 현재의 대증적인 통증치료를 권고함

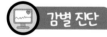 감별 진단

1. R/O fibromyalgia
2. R/O orthostatic hypotension, R/O adverse drug reaction

입원 후 경과

1. 입원력(+/−)

(+) 최근 상기증상으로 타병원에 입원하였다.

2. 혈액검사, 생화학검사, 요검사 등 검사수치는 표로 표기(표 1)

표 1   검사 결과

	15/03/06	15/03/07	15/03/09	15/03/11	15/03/12
백혈구(/ul)	8460	9600	7960	5130	6820
혈색소(g/dL)	10.0	9.3	9.1	8.9	10.2
혈소판(/ul)	308,000	289,000	295,000	269,000	313,000
BUN (mg/dL)	16.9	13.8		14.1	15.7
Cr (mg/dL)	0.94	0.83		0.94	0.96
Albumin (g/dL)	3.8				4.4
eGFR (MDRD)	57	66		57	56
Na (mmol/L)	125 ↓	133	133	137	138
K (mmol/L)	5.4	4.4	3.2	3.8	4.2
CK (IU/L)		216 ↑			
LDH (IU/L)					257 ↑
CRP (mg/L)	0.7				

1) Thyroid function test (3/6)

WNL (fT4 1.05 (0.70~1.48 ng/dL), TSH 1.85 (0.35~4.94 uIU/mL)

Random urine osmolality 226.0 (50~1,200 mOsm/Kg)

Serum osmolality 278 (289~308 mOsm/Kg)

2) Transthoracic Echography (3/6)

RWMA(−), LAVI 35 mL/m^2, with normal global LV systolic function EF 69%, E/E' 15, moderate AR d/t degenerative change

3) Abdominal-Pelvic CT (3/6)

IMP: No visible pain source in abdomen and pelvis.

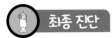 최종 진단

1. Generalized pain
2. Hyponatremia
3. Angina, Hypertension

4. Spine scoliosis, spinal compression fracture

5. s/p PVP (percutaneous vertebroplasty) on T10

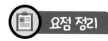 요점 정리

Current medication

[Lipitor/dilatrend/vastinan MR/Atacand plus]

기존 약세 중 lipitor 10 mg qd(d/t general ache), dilatrend 6.25 mg bid (d/t low BP), atacand plus qd (d/t hyponatremia), vastinan (d/t low BP) bid 중단한 이후 증상이 호전되었다.

비특이적인 복통에 대하여 복부 CT를 진행하였으나 특이 소견 보이지 않았으며, 양쪽 하지 통증에 대하여 신경외과 협진을 진행하였으나 MRI 촬영 등 추가검사가 반드시 필요한 상황은 아니라는 답신을 받았다. 정신신체 장애(psychosomatic disorder)의 감별 등을 위하여 정신건강의학과 협진을 진행하였으나 특별한 의견을 받지 못하였다. 해당 증상에 대해 류마티스내과 협진을 추가로 진행하려 하였으나, 증상이 호전양상을 보였고 보호자 등이 추가적인 검사 등을 원하지 않아 현 변경된 약물을 유지하여 퇴원하기로 하였다.

이후 외래 추적관찰상 xanax (alprazolam)를 하루에 1~2번 정도 복용하면서 호전 상태 유지 중이다.

 참고문헌

1. 정희원, 김광일. 다중이환의 개념과 노인의학적 의의. 노인병 2014;18:65-71.

2. American Geriatrics Society 2012 Beers Criteria Update Expert Panel. American Geriatrics Society updated Beers Criteria for potentially inappropriate medication use in older adults. J Am Geriatr Soc 2012;60:616-31.

3. Fried TR, Tinetti ME, Iannone L, O'Leary JR, Towle V, Van Ness PH. Health outcome prioritization as a tool for decision making among older persons with multiple chronic conditions. Arch Intern Med 2011;171:1854-6.

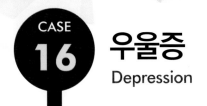

CASE 16 우울증
Depression

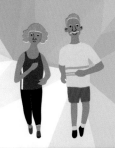

유형준(한림의대 내분비내과)

 증례

성별/나이	남자 / 71세
주소	무기력감, 쉬이 피로함, 변비
가족력	부-고혈압과 뇌졸중, 모-심장질환, 누이동생-우울증
과거력	11세에 림프선염, 43세에 충수돌기염
현병력	53세부터 업무(기획실장) 스트레스가 심했고, 불안감, 불면, 식욕부진을 주소로 동네의 원을 방문하였다. 대증요법으로 내복약 복용했으나 개선 없다. 55세, 퇴직 5개월 전부터 증상이 심해져 병가를 자주 냈다. 불면, 의욕저하, 자살 생각, 복통, 변비가 발현하였다. 그 후 여러 병의원을 다니며 변비약, 수면제 등의 다양한 약제를 복용해오고 있음에도 불구하고 1년 전부터 변비, 무기력, 쉬이 피로감, 사지 냉감, 오심 등이 심해져 본과에 내원하였다. 내원 당시 키 155 cm, 체중 51 kg, 체온 37℃, 맥박 규칙적으로 96회/분, 호흡수 규칙적으로 24회/분, 혈압 110/30 mmHg, 안구결막엔 약간의 빈혈은 보이나 황달은 없었다. 혀는 약간 비대했고 피부건조, 눈썹 외측 탈모가 있었다. 갑상선종은 없고 흉부 소견은 정상이었으나 복부는 팽만, 양하지 부종이 있었다. 의식은 청명하고 발음은 느리고 얼굴은 푸석해 보였다. 수족 냉감이 있으며 보행은 다소 느리고, 심부건반사는 +/+으로 약간 감소되어 있고, 근부종은 미미하였다. 아킬레스반사 이완 시 지연이 있었다.

 Problem list

1. 갑상선기능저하증
2. 우울증

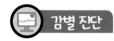

1. 하시모토 갑상선염: 기타 갑상선기능저하 원인질환
2. 우울증: 내분비질환에 동반한 우울증

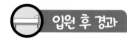 입원 후 경과

표 1 **검사 결과**

항목	결과
CBC	WBC 5,900/mm^3, RBC 11.9 g/dL, Hb 11.9 g/dL, Ht 34.9%, Platelet 22.2X104/mm^3
혈액 생화학	protein/albumin 6.8/3.9 g/dL, AST/ALT 24/27 U/L, total cholesterol 247 mg/dL, HDL chol 45 mg/dL, LDL chol 110 mg/dL, triglyceride 98 mg/dL, uric acid 4.6 mg/dL, CK 97 U/L, Na–K–Cl 141–4.4–103 mEq/L
CRP, ESR	CRP 0.4 mg/dl, ESR 7 mmHg
심장, 폐 검사	심전도 저전압(그림 1), 흉부X선사진 정상, 심장 에코 정상
갑상선 검사	T3 4.52 ng/ml, free T4 0.43 ng/dl, TSH 105.0 μU/mL antithyroglobulin Ab <100배 antimicrosomal Ab 1,600배, TSH 수용체 항체 (−) 갑상선 초음파: 균질하지 않음(그림 2)
	K–MMSE 정상(25점, 30점 만점), KDSQ (Korea Dementia Screening Ouestionnaire 정상 (3점, 15점 만점) KGDS(한국형 Geriatric Depression Scale) 우울 19점(30점 만점)

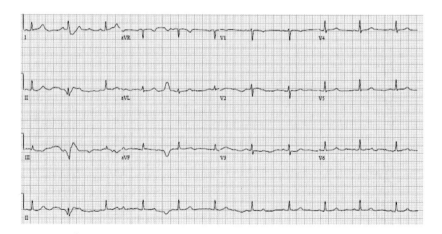

그림 1 심전도. 저전압 소견

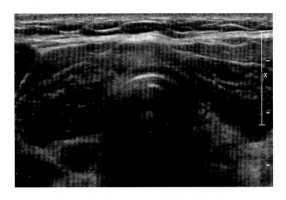

그림 2 갑상선 초음파. 비균질 에코도 소견

    혈액검사에서 혈중 갑상선호르몬농도가 감소하고 혈중 TSH 농도는 상승하여 1차성 갑상선기능저하증이 충분히 의심된다. 갑상선종은 인지되지 않았지만 갑상선 요오드 섭취율이 감소하였고, 항마이크로로솜 항체가 양성인 점으로 보아 만성갑상선염(하시모토병 Hashimotols disesase 추정)이 원인질환으로 판단된다. 티록신(thyroxine) 하루 25 μg을 기존 복용약에 추가하여 2주 뒤 50 μg으로 증량할 즈음에 변비가 개선되고, 사지 냉감이 좋아졌다. 복용량을 하루 75 μg으로 증량하자 무기력감과 쉬이 피로함이 유의하게 사라졌다. 우울증상은 갑상선기능저하증의 정신증상으로도 나타나지만, 본 환자에선 가족력이 있고 은퇴 전후의 증상 발현과 자살 충동을 감안할 때 기왕의 우울증이 갑상선기능저하증에 의해 악화된 것으로 판단된다. 갑상선호르몬이 항우울제에 의한 개선 효과를 극대화시켜 우울 증상이 더 개선된 것이라 간주된다.

최종 진단

1. 1차성 갑상선기능저하증(하시모토 추정)
2. 우울증

요점 정리

    변비, 의욕 감퇴, 사지냉감 등으로 상당 기간 지내오다가 점점 심해져서 내원하여 진찰과 검사를 통하여 갑상선기능저하증이 진단된 증례이다. 여러 약물의 복용에도 불구하고 변비, 피로감, 무기력감 등이 더 해지고 수족이 더 차게 느껴지는 것에 관심을 기울여 내분비질환의 동반 가능성을 의심할 수 있었다. 진찰로 약간의 빈혈, 피부 건조, 눈썹 바깥쪽 탈모, 하지 부종, 푸석한 표정,

아킬레스건 반사 이완 지연 등이 관찰되어 갑상선기능저하증을 의심하고 검사를 진행하였다. 갑상선기능저하증의 가장 흔한 원인질환은 만성갑상선염이고, 만성갑상선염의 제일 흔한 게 하시모토 갑상선염이다.

물론 노인 갑상선기능저하증은 임상상이 비특이적이고, 대부분 서서히 시작하고 진행하여 수개월 또는 수년에 걸쳐 느리게 병이 진행되므로 진단이 어려운 경우가 많다. 실제로 생화학적 검사로 진단된 갑상선기능저하증 환자의 10%에서만 임상소견만 가지고 진단내릴 수 있었다는 보고가 있다.

노인, 특히 이 증례처럼 관상동맥질환 등의 심장질환이 있는 경우에는 T4를 소량부터 시작하여 서서히 증량하여야 한다. 초기에 T4 투여를 1일 12.5~25 μg으로 시작하여 4~6주(빠르게는 2주) 간격으로 12.5~25 μg씩 증량하여야 한다. 만약에 갑자기 처음부터 많은 양의 T4를 투여하게 되면 이미 동맥경화증 등에 의하여 혈류량이 부족한 상태에서 대사율이 갑자기 증가하여 심근 및 뇌의 산소요구량이 증가하게 된다. 따라서 숨어 있거나 기존해 있던 협심증 및 뇌혈관 질환 등이 유발되거나 악화될 가능성이 있다. 또한 노인에서 갑상선에서 T4 생산율도 나이가 듦에 따라 감소하므로 T4의 투여 용량도 약간 감소하게 된다. 노인에서는 T4의 용량을 변화시켜야 할 여러 요인들(심장상태, 병용하고 있는 약제, 동반된 다른 질환 등)이 존재하기 때문에 젊은 환자보다 더 자주 상태를 평가하여야 한다. 불필요하게 많은 양의 갑상선호르몬을 투여하면 골흡수를 증가시켜 골다공증의 유발인자가 될 수 있다. 폐경 전 여성에서는 일반적으로 대퇴골이외의 골에는 영향이 없다. 그러나 폐경 후 여성에서는 거의 모든 골밀도가 감소하고 골 교체율이 증가되어 골다공증이 유발될 수 있다. 따라서 가능한 한 혈청 TSH 농도가 정상범위 내에 들도록 최소량의 갑상선호르몬을 사용하는 것이 바람직하다.

노인에서 우울증상을 보이고 있는 경우에 내분비질환의 병발을 간과하기 쉽다. 그러나 우울이 노인증후군의 하나임을 생각한다면 처음 진찰부터 꼼꼼하고 심도 있는 관찰이 강화될 수 있다. 노인증후군을 생각한다는 것은 드러난 노인증후군이 여러 원인에 의해 발병할 수 있다는 사실을 한 번 더 강조한다는 것과 같은 뜻이기 때문이다.

노인증후군의 특징적 소견을 되짚는다. 이질적 요소들과 다양한 특성의 혼합인 노인증후군은 몇 가지 공통 소견을 보인다. 첫째, 노인, 특히 노약한 노인에서 유병률이 높다. 둘째, 삶의 질과 기능에 상당한 충격을 준다. 셋째, 여러 원인이 관여하며 증후군끼리 그 인자들을 공유한다. 이런 점에서 미국노인병학회의 ECWG (Education Committee Writing Group)는 우울을 중요한 노인증후군으로 강조하여 의과대학의 필수 교육 항목으로 권고하고 있다.

참고문헌

1. 유형준. 노인증후군과 임상적용. Clinical implications of geriatric syndromes. J Korean Med Assoc 2014;57:738-42.

2. Dayan CM, Panicker V. Hypothyroidism and depression. Eur Thyroid J 2013;2:168-79.

3. Duntas LH1, Maillis A. Hypothyroidism and depression: salient aspects of pathogenesis and management. Minerva Endocrinol 2013;38:365-77.

4. Rack SK1, Makela EH. Hypothyroidism and depression: a therapeutic challenge. Ann Pharmacother 2000;34:1142-5.

5. Won CW, Yoo HJ, Yu SH, Kim CO, Dumlao LCl, Dewiasty E, et al. Lists of Geriatric Syndromes in the Asian-Pacific Geriatric Societies. European Geriatric Medicine 2013;4:335-8.

노인증후군 리뷰

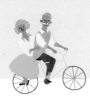

01 노인증후군이란?

02 노인증후군의 진단 평가

03 만성질환과 노인증후군의 병발

04 노인증후군의 치료

05 노인증후군 개념의 아시아국가별 차이

06 노쇠와 노인증후군

07 근감소증과 노인증후군

08 당뇨병과 노인증후군

09 노인증후군으로서 요실금 치료

10 노인증후군으로서 대변실금 치료

11 낙상 – 노인증후군

12 낙상 – 예방과 중재

13 어지럼증과 실신은 노인증후군인가?

14 기능저하는 노인증후군인가?

15 식욕부진은 노인증후군이다

16 식욕의 노화

17 식욕부진의 원인

18 노인 식욕부진의 진단과 치료

19 노인증후군으로서 감각기능저하

20 노인에서 청력저하

21 노인의 시력저하

22 노인의 수분 전해질 대사,
    청장년과 무엇이 다른가?

23 노인 탈수의 진단과 치료

24 노인 당뇨병 환자에서 탈수

25 노인증후군에 대한 혈관 노화의 영향

26 다약물복용의 개념

27 다약물복용의 국내외 현황

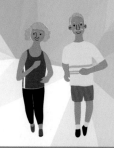

01 노인증후군이란?
What is Geriatric Syndrome?

유형준(한림의대 내분비내과)

1. 노인증후군(Geriatric syndrome)이란?

노화는 항상성(항상성의 예비능)을 저하시킨다. 이에 따라 기관기능의 감소가 생기고 여기에 여러 위험인자들과 만성질환 등에 의해 질병다발성(multiple pathology), 다약물복용(polypharmacy)이 보태어져 질병의 표현이 비전형적이 된다. 즉, 각각의 질병과 질병 발현의 연관이 대단히 약하고 표출양상이 애매모호 복잡하다.

이러한 까닭에, 현재의 질병분류, 진단, 치료 및 예방 체계로는 그 실마리를 풀기가 쉽지 않은 것이 사실이다. 이에 대한 해법으로 주목을 받고 있는 것이 노인병의 표현 특성인 기능쇠퇴를 포함한 노인증후군이다(그림 1).

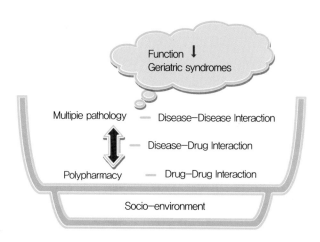

그림 1　노인병 열탕(Geriatric pot). 노인에선 질병다발성과 다약물복용에 의해 복잡한 양상의 의학적 문제가 일어나고, 의학적 요인 이외에도 노인의 4重苦[질병, 가난, 역할 상실, 우울과 소외]로 요약되는 경제적, 사회적, 심리적 이유들로 인해 그 복잡성이 증폭된다. 결과적으로 증상 및 징후가 기능의 변화를 포함한 노인증후군으로 발현한다. (HJ Yoo, 2001)

일반적으로 '증후군'은 '함께 모여 한 가지 질병분류학적 실재적 특징을 이루는 증상 징후 발현의 합체(合體)'를 일컫는다. 반면에, 노인증후군(Geriatric Syndrome)은 고전적 증후군과 달리 다발성 원인의 병태기전이 상호 영향을 끼쳐 대개 단일 증상을 발현한다. 좀 더 풀어서 설명하면, 노인증후군은 '노인(특히 노쇠노인)에서 잦고 삶의 질에 충격을 주며 실제로 무능(disability)하고 다발적 원인이 관여하는 소견'을 보이면서 딱히 기존의 질병 범주에 넣기 어려운 상태들을 일컫는다. 이러한 점을 감안하여 노인증후군을 '노인에서 여러 장기의 장해가 축적되어 상황도전(situational challenge)에 취약한 다발 원인적 건강상태'라고 정의하기도 한다. 이는 여러 원인들이 관여하여 하나의 소견으로 드러난다는 점에 비중을 두고 있다. 이러한 까닭에 '노인증후군'이란 용어 대신에 'final common pathway' 혹은 'end product'로 칭하자는 이들도 있다.

노인의학에선 중요성을 강조하여 'Geriatric giant'라 별칭하여 교육 첫 시간에 가르치고 있다. 일반적으로 노인의학 교과서 제1장의 Problem oriented approach에서 다루고 있고 노인진료에서 접하는 최초의 중요한 실마리로서 인정된다. 예를 들면 골절은 골다공증이 원인이 되는 경우가 많으나 뇌혈관장애, 당뇨병에 따른 하지혈관장해, 기립성저혈압 등에 의한 보행불안정과 현기증 등에 의해서도 일어난다. 일단 골절이 생기면 와상상태가 되어 개호부담이 발생한다.

2. 노인증후군의 특성

이질적 요소들과 다양한 특성의 혼합인 노인증후군은 몇 가지 공통 소견을 보인다. 첫째, 노인, 특히 노약한 노인에서 유병률이 높다. 둘째, 삶의 질과 기능에 상당한 충격을 준다. 셋째, 여러 원인이 여러 장기에 영향을 미친다.

노인증후군의 뚜렷한 특성의 하나는 다발인자의 관여이며 증후군끼리 그 인자들을 공용(共用)한다는 점이다. 즉, 'shared risk factor(s) for distinct geriatric syndrome(s)'라 이를 수 있다. Inouye 등은 5개의 대표적 노인증후군(압창, 실금, 전도, 기능감소, 섬망)의 위험인자들을 비교 분석하여 고령, 기능장해, 인지장해, 거동장해 등이 주요 공용인자임을 보고한 바 있다. 동시에 이 4가지 공용 위험인자의 가능한 병태생리학적 기전으로 여러 시스템의 조절불량, 염증, 근감소증 및 죽상경화를 제시하였다.

3. 노인증후군의 분류

미국노인병학회의 ECWG (Education Committee Writing Group)는 의대 학부에서 13가지의 흔한 노인증후군(치매, 부적절한 처방, 실금, 우울, 섬망, 의인성 문제, 낙상, 골다공증, 청각 시각 포함한 감각변화, 유지실패 failure to thrive, 거동과 보행 장애, 압창, 수면장애)을 필수 교육 내용으로 권고하고 있다. 그러나 노인증후군을 두루 종합 정리하면 수십 가지가 넘을 정도로 그 범주가 아직 불명하다.

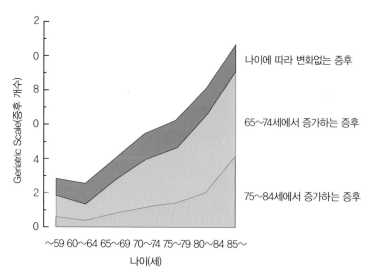

그림 2　연령과 노인증후 개수

나이에 따라 변화 없는 증후: 어지러움, 숨참, 복부종류, 흉복수, 두통, 의식장해, 불면, 전도, 복통, 비만, 황달, 림프절 종창, 설사, 저체온, 비만, 수면시호흡장해, 각혈, 토혈, 하혈

65~74세에 증가하는 증후: 인지증, 탈수, 마비, 골관절변형, 시력저하, 발열, 관절통, 요통, 가래, 해수, 천식, 식욕부진, 부종, 여윔, 저림, 언어장해, 오심구토, 변비, 호흡곤란, 체중감소

75~84에 증가하는 증후: ADL 저하, 골다공증, 척추골절, 연하곤란, 요실금, 빈뇨, 섬망, 우울, 욕창, 난청, 빈혈, 영양불량, 출혈소인, 흉통, 부정맥

　　노인증후군을 연령 구분하여 세 부류로 나눌 수 있다. 첫째, 주요한 급성질환에 수반되는 증후로 청장년과 비슷한 빈도로 발생하지만 대처방법은 청장년과 달리 별도의 수련이 필요하다. 둘째로 주된 만성질환에 수반되는 증후로 65세 이상의 노인에서 서서히 증가한다. 세 번째는 75세 이상에서 증가하는 증후로 ADL의 저하와 밀접한 연관이 있고 개호가 필요한 일련의 증후군이다.

　　3가지로 나뉜 노인증후군 분류법은 그림 2에서 보듯이 가령에 따라 노인의 복합적 질환 구조를 설명하고 노인에서 의료와 개호가 뗄 수 없는 관계가 있음을 보여주고 있다.

4. 노인증후군의 임상 적용

　　기본적 일상생활기능(ADL)이 저하된 노인에서 노인증후군의 수가 비례해서 증가하고 와상에 가까운 노인에선 자립군의 약 2배가 되는 노인증후군을 갖고 있다. 만성질환의 종류를 고려하여 노인에서 흔히 볼 수 있는 병태의 수가 ADL 의존위험도를 증가시켜 1개에서 2.1배, 2개에서 3.6배, 3개 이상의 병태를 가진 경우 ADL 의존위험도는 6.6배이다. 노인증후군이 증가하여 그 결과로 ADL이 소실되는지, 역으로 ADL이 소실되는 과정에서 노인증후군이 증가하는지는 불분명하지만 와상상태가 되는 뇌혈관장해, 인지증, 대퇴골경부골절 등에선 많은 노인증후군을 갖고 있으므로 후자가 선행원인이 아닌가 추측하고 있다.

이러한 결과는 노인에서 종합적 기능평가(Comprehensive Geriatric Assessment, CGA) 등을 행하여 노인증후군을 진단 평가해야하는 필요성을 강조하고 있다. 실제로 노인증후군의 진단은 두 범주로 이루어진다. 가능성 있는 질병(들)의 탐색과 위험인자(들)의 사정 평가가 바로 그것이다.

노인증후군은 치료와 개호 측면에서 '노인에서 흔하면서 그 원인이 다양하고 치료와 동시에 개호가 중요한 연속된 증상, 소견'을 가리킨다. 예를 들면 골절은 골다공증이 원인이 되는 경우가 많으나 뇌혈관장애, 당뇨병에 따른 하지혈관장해, 기립성저혈압 등에 의한 보행불안정과 현기증 등에 의해서도 일어난다. 일단 골절이 생기면 와상상태가 되어 개호부담이 발생한다. 원인이 무엇이든지 전도를 예방하면 넘어지더라도 골절이 일어나지 않고 골절 후 조기에 재활치료로 기능을 회복시킬 수 있고 기능이 저하되었더라도 욕창 등의 합병증 예방 등이 전도–골절이라는 노인증후군의 시각에서 바라보는 노인 의료개호인 것이다.

이와 같은 임상 적용과 더불어 노인증후군은 노인의학교육과 연구에도 적정한 공간을 제공하고 있다.

5. 노인증후군과 당뇨병

노인증후군의 이해를 위해 당뇨병에서 노인증후군을 살펴본다.

전술과 같이 노인증후군은 노화와 노화 관련 질환에 의한 광범위한 장해다. 당뇨병은 바로 노화가속질환의 대표이고 당뇨병합병증 관련 질환이 다발하는 질환으로서 노인증후군을 호발시킨다(그림 3).

실제로 당뇨병은 기능장해, 전도, 요실금, 인지장해 등을 2~3배 더 일으킨다. 전도를 예로 들면, 당뇨병과 당뇨병 말초신경병증은 말초감각, 반응시간, 안정화 노력, 보행 속도, 보폭, 리듬성 가속 등을 모두 저하시켜 전도를 유발시킨다. 여기에 혈당조절 실수로 저혈당이 오면 그 정도는 더 심해진다. 따라서 노인당뇨병 치료시 노인증후군 평가가 필요하다. 이에 근거하여 노인증후군이 동반된 노인당뇨병 환자는 당뇨병의 치료와 함께 노인증후군의 악화를 방지하는 치료 실행이 당연히 함께 이루어져야 한다. 이렇게 하여 노인당뇨병 환자가 노쇠당뇨병 환자가 되지 않도록 예방할 수 있다.

6. 근육감소증(Sarcopenia)과 노인증후군

근육감소증은 근육력과 근육량, 즉 근육의 질과 양의 감소이며 신체적 비활동이 따른다. 근육감소증은 노인증후군인가? 근육감소증이 'aging–related'와 'umbrella concept' 사이에서 노인증후군으로 단정되기 어려운 점이 있으나, 근자에는 유병률이 높고 다기능적 다기관적 병인이며[바꾸어 이르면 특정 병태생리가 불분명] 결과가 해롭다는 점에선 노인증후군의 하나로 이해되는 경향이 강하다.

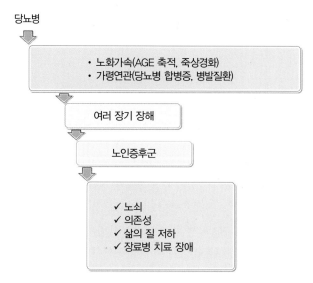

그림 3   당뇨병과 노인증후군. AGE; advanced glycation endproducts

표 1   노쇠의 염증, 신경내분비 지표 변화

inflammatory	CRP, d-dimer, factorVIII, IL-6, fibrinogen
neuroendocrine	glucose (FBS, PP2), glucose intolerance, hyperinsulinemia, IGF-1 감소, DHEA 감소

7. 노쇠(Frailty)는 증후군인가?

노화에 의한 생리학적 행동학적 특성은 상호 상관하여 노쇠로 발현한다. 한편 최근에 노쇠의 병태생리학적 생물학 지표들이 규명되고 있고(표 1), 이에 따라 다양한 발현을 보이는 사실 등은, 아직 더 밝혀져야 하겠지만, 노쇠가 전형적 증후군이라는 반증이기도 하다.

8. 맺는말

노인증후군은 노인의 질환의 특성을 이해 파악하는 하나의 중요한 용어이며 동시에 노인병의 범주에 속하는 한 부분이다. 아직 정의의 표준화, 측정도구의 개발, 경비 고려, 환자의 개념과 의료체계의 변화 추구 등에 대한 더 많은 연구가 필요하지만, 분명한 것은 노인증후군은 노인병을 노인병학의 본질에 기초하여 파악할 수 있는 가장 노인의학적인 개념(概念)이며 아울러 노인증후군은 진단분석의 지침, 교육도구 및 임상적용에 유용한 실용(實用)이라는 점이다. 따라서 노인증후군에 대한 참다운 연구 노력은 노인의학의 이론적 및 실용적 정체성을 견고하게 할 것으로 믿는다.

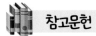

1. 유형준 등. 성공노화(Successful aging)-내분비학 측면. 대한노인병학회 노인당뇨병 및 내분비질환연구회. 서울: 의학출판사; 2006.

2. 유형준. General assessment in elderly cancer patients. 대한방사선종양학회지 2010;28:3-4.

3. 유형준. Geriatric syndromes: a core geriatric concept. 노인병 2009;13:15-9.

4. 유형준. 노년기 질환의 특징-노인증후군. 대한내과학회지 2009;77:1073-6.

5. 유형준. 노인병이란 무엇인가?-다시 한 번 생각한다. 노인병 2008;12:61-7.

6. 유형준. 노인병학 개론 In: 노인병학 제2판, 대한노인병학회(대표저자 유형준), 2005;pp.22-5.

7. 유형준. 노인병학과 노인병 의사의 역할. 노인병 1998;2:1-2.

8. 유형준. 노인성 질환. pp. 60-76, In: 오늘의 진단 및 치료 I, II(역저Current medical diagnosis & treatment, McPhee SJ, Papadakis MA). 서울: 도서출판 두담; 2010.

9. 유형준. 제1장 노인 환자의 특징. pp. 67-72 In: 노인의학. 서울: 서울대학교출판부; 1998.

10. Araki A, Ito H. Diabetes mellitus and geriatric syndromes. Geriatrics and Gerontology International 2009;9:105-14.

11. Araki A, Nakano T, Oba K, Ito C, Mori S, Ishibashi S, et al. Low well-being, cognitive impairment and visual impairment associated with functional disabilities in elderly Japanese patients with diabetes mealtimes. Geriatrics and Gerontology International 2004;4:15-24.

12. Bordel-Marchasson I, Berrut G. Caring the elderly diabetic patient with respect to concepts of successful aging and frailty. Diabetes Metab 2005;31:5S13-5S19.

13. Cassel CK. In defense of a department of geriatrics. Ann Intern Med 2000;133:297-301.

14. Cho GY, Jeong IK, Kim SH, Kim MK, Park WJ, Oh DJ, et al. Effect of growth hormone on cardiac contractility in patients with adult onset growth hormone deficiency. Am J Cardiol 2007;15;100:1035-9.

15. Cruz-Jentoft AJ, Landi F, Topinkova E, Michel JP. Understanding sarcopenia as a geriatric syndrome. Curr Opin Clin Nutr Metab Care 2010;13:1-7.

16. Editorial. What is geriatrics? Aging successfully 2006;14:11-5.

17. Eleazer GP, McRae, Knebl J. Core competencies for the care of older patients: recommendations of American Geriatrics Society. Acad Med 2000;75:252-5.

18. Goodwin JS. Geriatrics and the limits of modern medicine. NEJM 1999;340:1283-5.

19. Gregg EW, Langlois JA, Beckles GLA, Engelgau MM, Williamson DF, Narayan KMV, et al. Diabetes and physical disability among older U.S. adults. Diabetes Care 2000;23:1271-7.

20. Inouye SK, Studenski S, Tinnetti ME, Kuchel GA. Geriatric syndromes: clinical, research and policy implications of core geriatric concept. 2007;55:780-91.

21. Noh JH, Kim SK, Cho YJ, Nam HU, Kim IJ, Jeong IK, et al. Current status of diabetes management in elderly Koreans with diabetes. Diabetes Res Clin Pract 2007;77:71-5.

22. Rhee JA, Yoo HJ. The health status of elderly Koreans. pp. 39-54 In: Aging in Korea - today and tomorrow, ed. By Choi SJ, et al. Seoul: MD World Medical Publishing Co.; 2009.

23. Rikkert MGM, Rigad A-S, van Hoeyweghen, de Graaf J. Geriatric syndromes. medical misnomer or progress in geriatrics? The Netherlands Journal of Medicine 2003;61:83-7.

24. Rosenblatt DE. Functional assessment - an approach to the frail elderly. J Korean Geriatr Soc 1997;1:1-5.

25. Toba K, et al. How to treat for the geriatric syndrome. 1st ed. Japan: Medical View Co.; 2005.

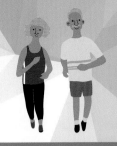

02 노인증후군의 진단 평가
Evaluation of Geriatric Syndromes

원장원(경희의대 가정의학과)

1. 노인증후군의 정의

노인 환자에서 나타나는 건강문제는 기존의 질병 진단으로는 50%도 설명하기 힘들다. 노인의 건강 문제는 고령, 병발질환들, 그리고 다수의 위험요인들이 서로 상호작용하여 나타나는 현상들이 많기 때문이다. 이렇게 기존의 질병 진단으로 설명되지 않으며, 비전형적인 소견을 보이는 노인의 흔한 건강문제를 규정화하기 위해 '노인증후군'이란 용어가 도입되게 되었다. 노인증후군을 경험하게 되면 그로 인해 기능의 감퇴(장애)가 흔히 나타나나, 일상생활을 타인에게 의존하게 되며, 삶의 질에 나쁜 영향을 끼치게 되며, 심한 경우 사망의 원인이 된다.

2. 노인증후군의 임상적인 특징

① 흔히 다수의 기관계통에 걸친 다수의 위험요인들이 관여된다. 물론 노인증후군도 한 가지 질환에 의해 발생하는 경우도 있을 수 있으나(예를 들어 뇌졸중에 의한 요실금), 대부분은 원인질환은 밝혀지지 않으면서 다수의 위험요인만이 발견될 수 있다.

② 따라서 원인 질환을 찾기 위해 진단적 검사를 하는 것이 때때로 비효과적이거나 부담을 주고 위험하며 고비용을 유발한다. 그 대신 포괄적노인평가(CGA)를 통해서 신체적 건강, 정신심리적 건강 뿐만 아니라, 기능상태, 사회적 활동상태, 집안 환경, 경제적 여건 등을 조사하는 것은 위험요인들을 찾는데 도움을 준다.

③ 확실한 진단명이나 원인이 없어도 증상을 치료관리하면 도움을 줄 수 있다. 노인증후군간에는 공통된 선행요인이나 동반 질환들을 흔히 공유하는 특징이 있다. 흔한 노인증후군인 욕창, 실금, 낙상, 기능저하, 그리고 섬망의 공통 위험요인으로는 고령, 인지기능 장애, 기능장애, 그리고 기동성 장애였다. 따라서 다수의 노인증후군이 발견되더라도 공통된 위험요인만을 평가하는 것도 도움이 될 수 있다.

3. 노인증후군에서 평가

노인증후군은 그 자체의 진단도 필요하지만, 동시에 그 위험요인들에 대한 평가와 일상생활 의존도란 결과변수에 대한 평가가 필수적이다.

한 예로, 노인에서 시력과 청력장애, 불안, 상지장애, 하지장애는 노인증후군인 실금 및 낙상의 유의한 상관관계가 있었으며, 동시에 '일상생활활동 의존성(functional dependency)'이라는 건강 결과와 관련이 있었다. 이러한 관계는 그 위험요인의 개수가 증가할수록 증가하였는데, 이는 보상능력의 감소가 노인증후군과 기능의존성과 관련이 있다는 것을 의미할 수 있다. 실금과 낙상이란 노인증후군 자체는 또한 '일상생활활동 의존성(functional dependency)'과 직접적으로도 유의한 관련을 보였다.

물론 위험인자가 아닌 단일 질환에 의해 낙상, 실금이 생길수도 있다. 질병, 기능장애, 노인증후군, 일상 생활활동 의존성을 별개가 아닌 한 번에 검토하는 것이 필요하다.

1) 위험요인의 평가

노인증후군에서 다수의 기관계통에 걸친 다수의 위험요인들을 평가하기 위해서 포괄적노인평가(CGA)를 이용할 수 있다. 포괄적노인평가에는 다음과 같은 내용이 포함되는 것이 좋다.

① 질병력: 당뇨병, 뇌졸중, 관절염 등, 만성질병의 수, 자신의 건강에 대한 생각

② 인지기능: MMSE

③ 우울증(GDS, CES-D), 불안증

④ 시력저하: 시력판

⑤ 청력저하: whisper test

⑥ 사회적 고립: 사회적 지지도

⑦ 기능장애: 보행(up and go test), 균형

⑧ 기타: 연령, 영양(체질량지수)

노인증후군간에는 공통된 선행요인을 공유하는 특징이 있다. 따라서 시간의 제한이 있는 경우에는 관심 있는 노인증후군들의 공통 요인을 찾아 평가할 수 있다. 한 예로 흔한 노인증후군인 욕창, 실금, 낙상, 기능저하, 그리고 섬망의 공통 위험요인으로는 고령, 인지기능 장애, 기능 장애, 그리고 기동성 장애였다.

2) 노인증후군의 진단

3) 일상생활의존도

일상생활의존도는 일상생활기능평가도구를 이용하면 되며 국내에서 신뢰도와 타당도가 입증된

K-ADL, K-IADL을 이용하면 된다. K-ADL은 와상상태에 있는 노인들의 일상생활기능 평가에, K-IADL은 지역사회에 거주하고 있으면서 사회활동을 하고 있는 노인들의 생활기능 평가에 사용한다. 포괄적인 노인평가도구로 국내에서 타당도 및 신뢰도 조사가 입증된 한국형 외래용 포괄적 노인평가도구를 사용하는 것도 좋다.

 참고문헌

1. 원장원, 노용균, 김수영, 조비룡, 이영수. 한국형 일상생활활동 측정도구(K-ADL)의 타당도 및 신뢰도. 노인병 2002:98-106.
2. 원장원, 노용균, 선우덕, 이영수. 한국형 도구적 일상생활활동 측정도구(K-IADL)의 타당도 및 신뢰도. 노인병 2002;6:273-280.
3. 정선영, 권인순, 조비룡, 윤종률, 노용균, 이은주 등. 한국형 외래용 포괄적 노인평가도구의 신뢰도 및 타당도. 노인병 2006;10:67-76.
4. Inouye SK, et al. Geriatric Syndromes: Clinical, Research and Policy Implications of a Core Geriatric Concept. J Am Geriatr Soc 2007;5:780-91.
5. MG Olde Rikkert, Rigaud AS, van Hoeyweghen RJ, et al. Geriatric syndromes: medical misnomer or progress in geriatrics? Neth J Med 2003;61:83-7.
6. Reuben DB. Geriatric syndromes. In: Beck AC, ed. Geriatrics Review Syllabus, 2nd Ed. New York: American Geriatrics Society; 1991. p117-31.
7. Tinetti ME, Inouye SK, Gill TM, et al. Shared risk factors for falls, incontinence, and functional decline: Unifying the approach to geriatrics syndromes. JAMA 1995;273:1348-53.

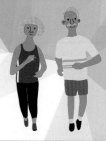

03 만성질환과 노인증후군의 병발
Chronic Disease and Geriatric Syndromes

김창오(연세의대 노년내과)

1. 노인증후군의 개요

항상 노인환자를 대할 때면 느끼겠지만, 노인환자의 주요 특징 중의 하나가 만성질환이 많다는 것에 있다. 이러한 만성질환이 동반되어 서로 영향을 주면서 합병증 및 후유증이 생길 수가 있으며, 기존의 만성질환에 새로운 질환이 가미되면서 더욱 복잡해질 수 있다. 또한 노화에 의하여 노인 특유의 질환이 발현되어 추가되면 노인이라는 하나의 개체에 질병다발성(multiple pathology)이 생겨날 수 있고, 결국 이로 인해 노인환자 특유의 문제가 발생하게 된다. 노인의학에서는 이러한 노인환자 특유의 문제를 노인증후군이란 개념으로 설명한다.

노인증후군이란 개체의 항상성(homeostasis)이 상대적으로 저하가 된 노인에서 여러 장기 및 기관의 장애(disability)가 점차로 누적되면서 발생되는 것으로서 다인자성 건강상태(multifactorial health conditions)를 의미한다. 노인증후군의 특징은 여러 인자가 서로 결부되면서 연관되지만, 하나의 증상 표현으로 나타난다는 것이 중요하다. 기존에 알고 있는 증후군과 노인증후군의 차이점은 기존의 증후군은 하나의 원인이나 기여인자에 의하여 여러 개의 다양한 증상이 발현되지만, 노인증후군의 경우 복수 이상의 다양한 원인이나 기여인자에 의하여 발생하며, 이로 인한 증상은 유일한 하나의 증상으로 나타난다는 점이다.

노인증후군으로 섬망을 예로 들 수 있는데, 섬망이란 인지기능의 저하가 갑자기 발생되고, 하루 중 증상의 변동이 있으면서 가역적인 변화를 보이는 것이 특징이다. 이러한 특징적인 인지기능의 저하가 단일한 증상표현으로 나타나는 섬망의 원인 및 관련된 기여인자는 매우 다양하다. 예컨대, 고령, 수면장애, 감각기능의 저하 및 치매 등의 기저질환의 악화 그리고 다약물복용, 탈수 등을 들 수 있다. 이러한 다양한 원인 및 기여인자들이 서로 복합적으로 작용하여 섬망이라는 증상을 나타나게 된다. 이러한 노인증후군의 다른 예로서 노쇠, 낙상, 수면장애, 어지러움, 실신, 욕창, 요실금 등을 들 수 있는데, 이러한 노인증후군들은 노인환자에 있어서 기존 질환과는 차별화되어 있으므로 기존 질환의 진단 및 치료로는 접근하기에 여러 제약 및 한계가 있을 수 있다.

노인증후군은 노인환자에서 실제로 발생률 및 유병률이 높으며, 또한 한 명의 노인환자에서 여러 개의 노인증후군이 동시에 중복되어 나타날 수 있다. 또한 노인증후군이 제대로 치료 및 관리가 되지 못하면 곧바로 장애(disability)로 이어질 수 있으며, 따라서 노인환자의 삶의 질이 저하될 수 있다. 결국 노인환자의 예후에 악영향을 끼치고 사망으로 이어질 수 있다.

2. 노인증후군과 만성질환과의 병발

노인증후군이 노인 연령층에 끼치는 영향은 상기에서 설명하였듯이 매우 크지만, 실제 이에 대한 연구 및 치료에 대한 반영은 그리 많지 않다. 노인증후군이 기능저하 및 장애에 대하여 미치는 영향을 연구한 자료에 의하면 연령이 많을수록, 여성인 경우, 결혼을 하지 않은 경우 그리고 교육수준이 낮을수록 노인증후군의 빈도가 많아지며, 또한 연령이 많을수록 노인증후군의 동반되는 종류가 많아지는 것으로 보고하고 있다. 또한 80세 이상 노인에서 노인증후군의 유병률을 조사하였을 때, 인지기능의 저하는 55%, 낙상 44%, 실금 39%, 체질량지수(BMI)의 감소는 52%, 어지러움 36%, 시력저하 48%, 청력저하는 38%에 이르는 것으로 파악되었다. 그리고 노인증후군을 이미 가지고 있는 노인 환자인 경우에는 인지기능, 체질량 및 시력의 저하가 동반되는 경우가 상대적으로 많았다(표 1).

특히 노인증후군을 가진 노인환자의 경우, 증후군 개수가 많을수록 기능장애가 더욱 빈번히 발생하는 것으로 보고되었다. 이러한 결과는 환자의 성별, 교육수준 등 기본 인적사항 및 동반된 만성질환의 유무와 상관없이 나타난 것으로서 노인증후군이 기능장애에 직접적으로 영향을 끼치는 정도가 생각보다 크다는 것을 보여준다. 결국 노인증후군이 노인환자에 있어서 삶의 질 저하에 직접적으로 연관된다는 것을 알 수 있으며, 궁극적으로 노인증후군의 관리 및 예방이 노인환자에서 매우 중요함을 보여 주는 것이다.

표 1　노인증후군을 가진 노인환자에서 노인증후군 연관성

Condition	≥1 Other Geriatric Conditions (95% CI), weighted %	≥2 Other Geriatric Conditions (95% CI), weighted %	≥3 Other Geriatric Conditions (95% CI), weighted %
Cognitive impairment (n=1,012)	78.7 (75.5–81.6)	46.3 (42.3–50.4)	20.1 (17.1–23.4)
Injurious falls (n=1,084)	63.5 (60.0–66.8)	32.9 (30.2–35.7)	14.3 (11.8–17.3)
Incontinence (use of pads) (n=1,439)	60.2 (57.8–62.5)	29.3 (26.7–32.0)	12.7 (10.3–15.5)
Low BMI (n=334)	63.1 (57.7–68.2)	38.8 (32.4–45.8)	22.5 (18.2–27.6)
Dizziness (n=1,540)	69.7 (66.9–72.5)	31.2 (28.7–33.7)	12.2 (9.9–15.0)
Vision impairment (n=973)	74.5 (71.0–77.7)	43.3 (39.5–47.3)	19.8 (17.0–22.9)
Hearing impairment (n=2,844)	48.7 (46.6–50.9)	20.4 (18.8–22.2)	7.7 (6.4–9.3)

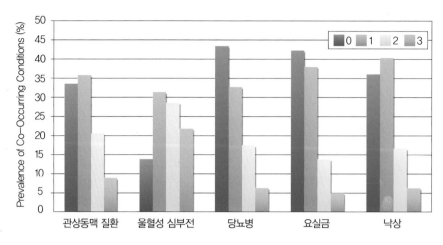

그림 1　만성질환에 따른 노인증후군의 빈도 변화

　　만성질환과 노인증후군의 직접적인 연관성을 연구한 자료를 보면 만성질환이 하나라도 있으면
이중 25% 이상에서 노인증후군을 적어도 하나 이상 동반되어 있는 것으로 연구되었으며, 특히 심
부전이 다른 만성질환에 비하여 유병률은 낮지만, 심부전을 가진 노인환자에서는 상대적으로 노인
증후군의 빈도가 높았으며, 특히 복수 이상의 노인증후군이 동반된 경우가 많았다(그림 1).

　　따라서 기존의 만성질환에 국한된 노인환자의 치료 및 관리는 실제 노인환자를 돌보는 데에 많
이 부족할 수 있으므로 노인증후군을 고려하는 것이 필요하다. 또한 노인증후군에서 공통적으로
공유될 수 있는 위험 인자 및 기전을 연구함으로써 실제 임상에서 유용적으로 사용할 수 있도록
관심을 가지고 지속적으로 노력해야 한다.

3. 노인증후군의 기전 - 노쇠를 중심으로

　　노쇠란 여러 장기와 기관에 작용하는 생리적인 저장능(physiological reserves)의 전반적인 저하
및 소실이라고 말할 수 있다. 노쇠는 대내외적 스트레스 인자에 대한 반응으로 나타나는 증상의
표현이며, 생리적, 신체적, 정신적인 항상성 저하의 소견이다. 일부 자료에 의하면 75세 이상 노인의
경우 약 20~30%가 노쇠에 해당하는 것으로 알려져 있다. 노쇠가 발생하면 노인증후군이 병발될
위험성이 커지고, 일상생활 유지에 있어 타인으로부터의 의존성이 커질 수 있다. 노쇠가 악화되면
비가역적인 장애가 발생되어 이로 인한 입원이 증가할 수 있다. 또한 완전한 회복이 어려워 요양원
으로의 전원 등으로 노인환자의 삶의 질이 저하되며, 궁극적으로 사망률이 증가하게 된다. 이처럼
노쇠는 노인증후군의 핵심으로 다룰 정도로 다른 노인증후군보다 중요하며, 노인환자의 치료 및
관리에서 매우 필수적인 요소이다.

노쇠는 노화과정으로 인한 생리적 기능의 감소와 예후의 악화, 신체 여러 장기 및 기관의 조절 장애로 인한 증상의 발현으로 요약할 수 있는데, 가장 결정적인 것은 근육, 신경내분비계, 면역계와 같은 중요한 신체의 장기 및 기관에 미치는 좋지 않은 상호작용이 신체, 영양, 인지 및 감각 기능의 점진적 감소를 유발하고, 마침내 노쇠 현상을 일으키는 것으로 생각되고 있다.

1) 면역계와 응고계의 활성화

65세 이상의 심혈관계 관찰 연구 참여자를 Fried의 기준에 따라 3개 이상인 경우는 노쇠(frailty), 1~2개인 경우에는 전노쇠(prefrailty), 그리고 건강한 상태로 구분하였을 때, 건강한 경우에 비해 노쇠한 노인에서 CRP, 응고인자 VIII, D-dimer가 증가하였고, 듀크 노인역학 연수 참여자에 대한 전향적 연구에서도 사이토카인(cytokine)인 IL-6와 D-dimer가 기능 상태 및 사망률과 관계가 있음이 관찰되었다. 그 외 다른 연구에서도 비슷한 결과를 나타내었다. 노쇠에서 이들 인자들의 상승은 노쇠가 전염증단계(proinflammatory status)라고 판단될 수 있는 근거가 될 수 있다.

2) 신경내분비 변화

신경내분비계는 환경과 감각을 조절하는, 고도로 복잡하게 짜여진 체계로서 최종 장기에 신경 및 내분비 신호를 보냄으로 신체의 항상성 균형을 유지한다. 이 균형은 신체의 기본 기능을 위한 항상성을 유지할 뿐 아니라, 환경변화 및 스트레스에 적절한 호르몬과 신경적 반응을 허락하는 신호를 제공하는 데에도 결정적으로 중요하다. 노화와 관련하여 에스트로겐과 테스토스테론 등 성 호르몬의 감소, dehydroepiandrosterone (DHEA)의 감소, 성장 호르몬 및 IGF-1의 감소가 신체 변화와 연관지어 생각되고 있으며, 결국 이러한 변화가 노쇠의 원인으로 거론되고 있다.

3) 근감소증(Sarcopenia)

Walston의 노쇠 모델에서 노쇠의 주요 요인은 노화 관련 제지방 체질량과 근감소증이라고 제안하였다. 근감소증은 근육 허약, 저에너지 상태, 느린 보행속도 및 낙상률 증가와 연결되고, 또 체온조절능 감소, 인슐린 감수성 저하, 운동내성 감소와 연결된다. 신체의 근육량은 노화와 더불어 감소한다. 여자는 남자에 비해 근육량이 적고 따라서 근력도 떨어진다. 그리고 근육질 지수(근력/근육량)도 여자가 모든 연령에서 유의하게 더 낮다. 노화에 따른 근감소증은 남녀 모두에서 하지에 더 많고, 이에 수반된 근력 감소가 노쇠한 노인의 하지 기능 수행능력의 감소와 연결되며, 그 결과로 낙상과 장애 위험이 증가한다. 근감소증 및 근력 감소의 원인으로 노화관련 호르몬의 감소도 중요하지만, 신체활동을 하지 않아서 근육을 사용하지 않는 것으로 여겨지고 있으며, 또한 단백질과 칼로리 섭취 부족도 원인 중 하나로 생각되고 있다. 하지만 보다 자세한 기전은 잘 알려져 있지 않다.

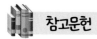 **참고문헌**

1. 권인순. 노쇠. 노인병학 2판, 대한노인병학회. 의학출판사: pp296-302.

2. Fulop T, et al. Aging, frailty and age-related diseases. Biogerontology 2010;11;547-63.

3. Cigolle CT, et al. Geriatric conditions and disability: The health and retirement study. Ann Intern Med 2007;147:156-64.

4. Lee PG, et al. The co-occurrence of chronic diseases and geriatric syndromes: The health and retirement study. J Am Geriatr Soc 2009;57:511-6.

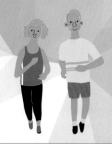

04 노인증후군의 치료
Treatment of Geriatric Syndromes

유형준(한림의대 내분비내과)

1. 서론

노화는 항상성의 예비능을 저하시킨다. 이에 따라 기관기능의 감소가 생기고 여기에 여러 위험 인자들과 만성질환 등에 의해 질병다발성(multiple pathology, multimorbidity), 다약물복용(polypharmacy)이 보태어져 질병의 표현이 비전형적이 된다. 의학적 요인 이외에도 노인의 4重苦[질병, 가난, 역할 상실, 우울과 소외]로 요약되는 경제적, 사회적, 심리적 이유들로 인해 그 복잡성이 증폭된다. 결과적으로 증상 및 징후가 기능의 변화를 포함한 노인증후군으로 발현한다. 이처럼 각각의 질병과 질병 발현의 연관이 대단히 약하고 표출양상이 애매모호 복잡하여 현재의 질병분류, 진단, 치료 및 예방 체계로는 그 실마리를 풀기가 쉽지 않은 것이 사실이다. 이에 대한 해법으로 주목을 받고 있는 것이 노인병의 표현 특성인 기능쇠퇴를 포함한 노인증후군이다.

2. 노인증후군의 정의

일반적으로 '증후군'은 '함께 모여 한 가지 질병분류학적 실재적 특징을 이루는 증상 징후 발현의 합체(合體)'를 일컫는다. 반면에, 노인증후군(Geriatric Syndrome)은 고전적 증후군과 달리 다발성 원인의 병태기전이 상호 영향을 끼쳐 대개 단일 증상을 발현한다. 좀 더 풀어서 설명하면, 노인증후군은 '노인(특히 노쇠노인)에서 다발적 원인이 관여하여 기능을 감퇴시키고 상황도전에 취약하게 하여 삶의 질에 충격을 주는 잦은 병적 상태'를 일컫는다.

3. 노인증후군의 특성

이질적 요소들과 다양한 특성의 혼합인 노인증후군은 몇 가지 공통 소견을 보인다. 첫째, 노인, 특히 노약한 노인에서 유병률이 높다. 둘째, 삶의 질과 기능에 상당한 충격을 준다. 셋째, 여러 원인이 여러 장기에 영향을 미친다.

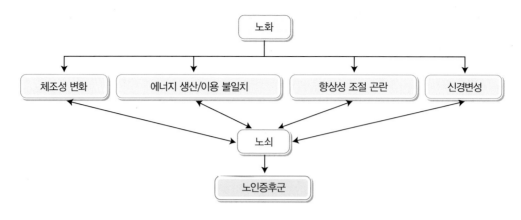

그림 1 노화-노쇠-노인증후군

노인증후군의 명확한 특성의 하나는 노인증후군의 발병병태 원인에 여러 위험인자들이 관여하고 몇몇 노인증후군은 위험인자를 공유한다는 것이다. Inouye 등은 이를 공유위험인자(shared risk factors)라 칭하는데, 노령, 기능장해, 인지장해, 거동장해 등을 제시하고 있다. 공유위험인자 개념은 치료중재의 측면에서도 의의가 크다. 즉, 노령을 제외한 기능장해는 개선이 가능하며 아울러 공유위험인자를 교정함으로써 일거에 다수의 노인증후군을 호전시킬 수 있기 때문이다.

Ferrucci 등은 노화와 노인증후군의 발생을 연결하는 고리로 노쇠를 제안하고 있다(그림 1).

4. 노인증후군의 카테고리

우리나라를 포함한 아시아태평양 지역의 노인병 전문학자들의 견해를 중심으로 노인증후군의 내용을 연구한 바에 의하면, 치매, 실금, 섬망, 청각 혹은 시각 장애, 근감소증, 영양불량, 노쇠, 거동장애, 보행 장애, 압창 등을 포함시키고 있다. 그러나 노인증후군을 두루 종합 정리하면 수십 가지가 넘을 정도로 그 범주가 아직 불명하다.

실제로, 기본 일상생활동작(ADL)이 저하된 노인에서 기능저하는 노인증후군 척도와 비례해서 증가하고 와상에 가까운 노인에선 자립군의 약 2배가 되는 노인증후군을 갖고 있다. 만성질환의 종류를 고려하여 노인에서 흔히 볼 수 있는 병태의 수가 ADL 의존위험도를 증가시킨다.

더하여, Kane 등은 65~74세 노인에서 노인증후군의 유병률은 사망률과 역상관을 보이고 있음을 보고하였다.

5. 노인증후군과 기능저하

노인병은 기능의 감소 및 노인증후군과 직간접적으로 연계된다. 예를 들어 개발도상국 노인은

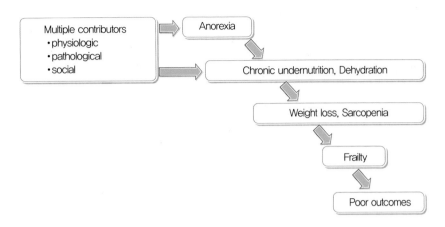

그림 2   Progression flow of geriatric anorexia

장기요양노인환자의 경우 85%, 입원노인환자 40%, 자택거주 노인 15% 정도가 영양결핍을 겪는 것으로 보고되고 있다. 또한 노인의 식욕부진은 다양한 여러 이유에 의해 생기고 기능 감퇴를 비롯한 후발 병적 상태에 의해 삶의 질이 훼손된다(그림 2).

이와 같이 식욕부진은 유병률이 높고, 복수의 공통 원인에 의해 발생하여 기능과 생활의 질에 감퇴와 저하를 초래한다. 바로 식욕부진은 노인증후군으로서의 특징을 유의하게 지니고 있다.

낙상 또한 노인증후군과 기능이상의 관계를 잘 보여주는 예이다. 매년 65세 이상 노인의 1/3, 80세 이상의 노인 1/2에서 낙상이 발생한다. 이중 절반은 낙상의 과거력이 있다. 급성기 입원 노인환자에선 1/5이상에서 발생한다. 낙상 노인의 5%에서 골절이 동반되고 이중 1~5%에서 고관절 골절, 심한 연부조직 손상(혈종, 탈구, 뇌출혈)이 동반된다. 외상이 없는 경우라도 50%에서 와상상태, 폐렴, 불안감, 우울 등이 다발한다. 이처럼 유병률이 높고, 다양한 원인에 의해 발생하여 기능과 생활의 질에 위축과 피해를 야기한다. 즉, 낙상은 바로 노인증후군의 특성을 오롯이 나타낸다. 병인에서 진행–발현과 후유–합병에 걸친 전반적 관점과 실행에서 진단하고 치료하고 예방해야 한다는 점 역시 노인증후군의 특질을 품고 있다.

6. 노인증후군 치료

1) 노인증후군 치료의 공통 전략

노인증후군 치료의 공통 전략은 다음과 같이 항목화 할 수 있다.

① 노인환자에서 노인증후군을 반드시 평가한다.

앞서 기술한 바와 같이 노인증후군의 정도는 이환율과 사망률을 예견케 한다. 따라서 포괄적 평가(CGA, Comprehensive Geriatric Assessment) 등을 행하여 노인증후군을 진단 평가해야 하는 필요성이 강조된다. 즉, 노인증후군 치료는 노인증후군의 확인과 평가에서 시작된다. 포괄적 평가를 위한 다양한 도구들이 있다. 노인증후군 치료에서 CGA는 기능 및 영양 상태를 파악하게 하고 병발질환을 발견하게 하여 치료 계획을 보정한다. 실제로 노인증후군의 진단은 두 범주로 이루어진다. 가능성 있는 질병의 탐색과 위험인자의 사정 평가가 바로 그것이다.

② 여러 전문 분야의 협력을 바탕으로 다음을 도모 실시한다.

근육력 강화 트레이닝을 포함한 운동, 영양 개선, 심리지지, 약물 복용을 비롯한 치료 충실 사회적지지, 원인제거 및 개선, 병발 질환 및 합병증 치료.

2) 노인증후군 치료 접근법

필자의 제안을 포함하여 노인의학연구자들이 제시하는 접근 방법들의 얼개를 다음의 4가지로 정리한다.

① Traditional medical approach (diagnosis and treatment)

현재 통용하는 인습적 접근법이다. 주로 장기별로 분할하여 다룬다.

② Geriatric approach (risk factor assessment and reduction)

Phelan 등이 제안하는 방법으로 괄호 안에 부기한 바와 같이 위험인자(내적, 외적, 상황적)를 사정하고 감소시키는 것이다.

③ 일원병인론적 접근(一元病因論的 接近)

Kudo 등이 제시하는 것으로 종래의 다원병인론적 접근(위의 traditional approach)을 벗어나 드러난 노인증후군들을 한 가지 병적 원인에서 상관 유래하는 것으로 이해하여 치료한다. 이는 노인증후군을 혈관질환으로 인식하려는 시도와 일맥상통한다.

④ 'mom' 접근

노인증후군의 발병−진행−결과발현−치료 예방을 'multiple contributors − one phenotype − multiple adverse outcome'으로 정리 축약하여 그 첫 글자를 따 'mom'이라 제시한 방법이다(그림 3). 바로 'mom'에 바탕하여 노인증후군 치료 접근을 기여 인자(위험인자, 병발질환) 평가 확인 및 치료, 발현 노인증후군의 치료, 유발되었거나 될 결과에 대한 치료 및 예방하는 임상 실제적 개념이다.

3) 노인증후군 치료의 실제 방안

노인증후군의 치료는 노인증후군의 악화 예방에 그 목표를 둔다. 물론 최종목표는 성공노화다.

① 적절한 계획과 지도에 의한 운동요법: 장애, 우울, 낙상, 인지능 장해 등에 효과.

② 전도 예방 프로그램: 위험인자 스크리닝, 근육 강화와 균형 트레이닝, 가정 내 위험 평가, 향정신계 약물 복용 검토, 기호 운동 중개[유산소 트레이닝(예, 활발한 걷기), 체중 트레이닝(저항력), 유연성 운동, 균형 운동(예, 댄스, 태극권, 물리치료)]

③ 영양치료: 저지방, 저염분, 칼슘, 비타민, 미네랄, 고섬유소, 적당량 알코올

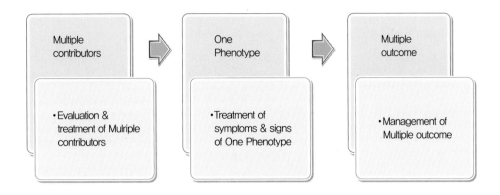

그림 3 'mom' of geriatric syndromes (by HJ Yoo, 2010)

④ 심리 중개: 카운슬링, 집단 치료, 인지 행동 치료, 사회적 지지와 운동 트레이닝, 항우울제

⑤ 요실금 운동: 골반저근육 운동, 체중 감소, 거동 운동, 배뇨 훈련, 행동 치료

⑥ 개별 치료: 인지 장해 집중치료 및 사회적지지, 심혈관 위험인자 관리, 지역사회 기반 운동

7. 맺는말

노인증후군은 노인의 질환의 특성을 이해 파악하는 하나의 중요한 용어이며 동시에 노인병의 범주에 속하는 한 부분이다. 또한 노인증후군은 노인병을 노인병학의 본질에 기초하여 파악할 수 있는 가장 노인의학적인 개념이며 동시에 노인병 진단분석의 지침, 교육도구 및 임상적용에 유용한 실용이라는 점이다. 실제로 노인증후군은 치료 가능한 부분이 있고 예방 또한 어느 정도 예방 가능하다. 그러나 아직 정의의 표준화, 측정도구의 개발, 경비 고려, 환자의 개념과 의료체계의 변화가 필요한 이른바 'the evidence−practice gap'이 엄연히 존재한다. 따라서 이의 규명을 위한 참다운 연구 노력은 노인의학의 이론적 및 실용적 정체성을 튼실하게 할 것으로 믿는다.

 참고문헌

1. 유형준. 노인증후군. pp.113-8. In: 노인병학 제3판. 대한노인병학회, 범문에듀케이션, 서울, 2015.

2. Ferrucci L. Studenski S. Chapter 11. Clinical problems of aging. p.79 In: Harrison's Principles of Internal Medicine 19thed. USA: Mc Graw−Hill; 2015.

3. Goodwin JS. Geriatrics and the limits of modern medicine. NEJM 1999;340:1283−5.

4. Inouye SK. Studenski S, Tinnetti ME, Kuchel GA. Geriatric syndromes: clinical, research and policy implications of core geriatric concept. 2007;55:780−91.

5. Kane RL, Shamliyan T, Talley K, Pacala J. The association between geriatric syndromes and survival. JAGS 2012;60:896−904.

6. Kudo H, Watanabe M, Kodama H, Izumo Y, Sasaki H. A new approach for geriatric syndrome. Nihon Ronen Igakkai Zasshi 2008;45:18-21.

7. Morley JE. Anorexia of aging: a true geriatric syndrome. The Journal of Nutrition, Health & Aging 2012;16:422-5.

8. Toba K. Geriatric syndrome. pp. 2-6 In: How to treat for the geriatric syndrome. 1st ed., ed. by Kenji Toba. Japan: Medical View Co; 2005.

9. Won CW, Yoo HJ, Yu SH, Kim CO, Dumlao LCl, Dewiasty E, et al. Lists of Geriatric Syndromes in the Asian-Pacific Geriatric Societies. European Geriatric Medicine 2013;4:335-8.

10. Yoo HJ. Clinical implications of geriatric syndromes. J Korean Med Assoc 2014;57:738-42.

11. Yoo HJ. Current approach of geriatrics. J Korean Med Assoc 2014;57:736-7.

12. Yoo HJ. Fall in the elderly. pp.1699-1702 In: Orthopedics 7th ed. Korean Orthopedic Association; 2013.

13. Yoo HJ. Geriatric syndromes: a core geriatric concept. J Kor Geriatr Soc 2009;13:15-9.

14. Yoo HJ. The characteristics of elderly patients. pp.67-72 In: Geriatric medicine, Seoul National University Press, Seoul, 1998.

15. Yoo HJ. What's the geriatric syndromes? J Kor Geriatr Soc 2010;14:81-6.

16. Phelan EA, Vig EK, Abrass TB. Some considerations regarding geriatric syndrome. Ann Intern Med 2001;135:1095.

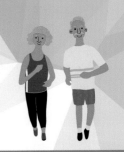

노인증후군 개념의 아시아국가별 차이

Concepts of Geriatric Syndromes in Asia-Pacific Geriatric Societies

원장원(경희의대 가정의학과)

노인증후군은 노인의학에서 흔히 사용하는 개념이지만, 그 정의와 범주에 대해 다양한 의견이 있다. Reuben 등은 노인-특히 노쇠한 노인들이 흔히 경험하는 것으로서, 급성 스트레스에 의해 유발될 수 있으며, 흔히 기능저하로 이어지는 결과를 보이는 상태로 기술하였다. Tinetti는 노인증후군을 개별적인 질환들뿐만 아니라, 여러 신체계통의 장해가 누적되어 나타나는 증상들로 표현하였다. 한편 최근에 Inouye는 노인증후군을 노인에서 유병률이 높고 관련 요인이 다수이며, 심각한 유병상태와 나쁜 예후를 보이는 상태로 정의하였다.

표 1 Do you recognize the following items as a geriatric syndrome? Please gather accurate answers from your academic society members

	Taiwan	Japan	China	Korea	Australia	Indonesia	Singapore	Hongkong	Philiphines	India
Dementia	O	O	O	O	O	O	O	O	O	O
Inapprop Px	O		O			O		O	O	
Incontinence	O	O	O	O	O	O	O	O	O	O
Depression	O	O	O	O	O			O	O	O
Delirium	O	O	O	O	O	O	O	O	O	O
Iatrogenicity	O	O	O			O		O		
Falls	O	O	O	O	O	O	O	O	O	O
Osteoporosis	O	O	O		O	O		O		
Hearing imp	O	O	O	O	O	O		O	O	
Visual imp	O	O	O	O	O	O		O	O	
FTT	O						O			
Immobility	O	O	O	O	O	O	O	O	O	
Gait disturb	O	O	O	O	O		O	O	O	O

표 1 Do you recognize the following items as a geriatric syndrome? Please gather accurate answers from your academic society members (계속)

	Tai-wan	Japan	China	Korea	Austr-alia	Indo-nesia	Sing-apore	Hongkong	Phili-phines	India
Pressure ulcer	O	O	O	O	O	O		O	O	O
Sleep disorder	O	O	O	O	O	O			O	O
Dizziness	O	O	O	O		O		O		O
Syncope	O	O	O	O		O				O
Sarcopenia	O	O	O	O	O	O		O	O	
Self-neglect				O	O	O				
Func depend	O	O		O	O	O	O	O	O	
Malnutrition	O	O	O	O	O	O		O	O	O
Emesis		O								
Anorexia		O		O		O		O		
Frailty	O	O	O	O	O	O		O	O	O

Inapprop Px; Inappropriate prescribing of medications, Iatrogenicity; Iatrogenic problems, Hearing imp; Hearing impairment, Visual imp; Visual impairment, FTT; Failure to thrive, Gait disturb; Gait disturbances, Func depend; Functional dependence

미국노인병학회의 Education Committee Writing Group (ECWG)에서는 의과대학 학생들이 수련받아야 할 13개의 노인증후군을 제시하였는데, 여기에는 dementia, inappropriate prescribing of medications, incontinence, depression, delirium, iatrogenic problems, falls, osteoporosis, sensory alterations including hearing and visual impairment, failure to thrive, immobility and gait disturbances, pressure ulcers, and sleep disorders 등이 포함된다.

따라서 노인증후군은 노인의학의 핵심을 설명할 때의 이론적인 틀로서, 혹은 진단적 목적을 위해서, 또는 핵심 교육 범주를 위해서 등과 같이 다양하게 사용되고 있다. 저자를 포함한 대한노인병학회 노인증후군위원회에서는 아시아태평양 국가의 노인의학자들에게 노인증후군의 범주에 대해 설문 조사를 한 바, 그 결과를 소개하고자 한다.

한국, 일본, 대만, 중국, 인도네시아, 싱가폴, 홍콩, 필리핀, 인도, 호주 등 10개 국가의 노인의학 전문의가 답변을 하였다. 10개국 모두에서 노인증후군으로 인정한 항목은 치매, 실금, 섬망, 낙상이었다. 10개국 중 9개국에서 노인증후군으로 인정한 항목은 우울, 청각장애, 시각장애, 거동장애(immobility), 보행장애, 압창, 근감소증, 영양실조였다.

참고문헌

1. Reuben DB. Geriatric syndromes. In: Beck AC, ed. Geriatrics Review Syllabus, 2nd Ed. New York: American Geriatrics Society; 1991. p117-31.

2. Tinetti ME, Williams CS, Gill TM. Dizziness among older adults: a possible geriatric syndrome. Ann Intern Med 2000;132:337-44.

3. Inouye SK, Studenski S, Tinetti ME, Kuchel GA. Geriatric syndromes: clinical, research, and policy implications of a core geriatric concept. J Am Geriatr Soc 2007;55:780-91.

4. The Education Committee Writing Group of the American Geriatrics Society. Core competencies for the care of older patients: recommendations of American Geriatrics Society. Acad Med 2000;75:252-5.

5. Won CW, Yoo HJ, Yu SH, Kim CO, Dumlao LCl, Dewiasty E, Rowland J, Chang HH, Wang J, Akishita M, Tan T-L, Lum C, Prakash O. Lists of Geriatric Syndromes in the Asian-Pacific Geriatric Societies. European Geriatric Medicine 2013;4:335-8.

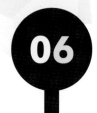
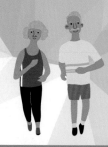

06 노쇠와 노인증후군
Frailty and Geriatric Syndromes

김창오(연세의대 노년내과)

1. 노쇠의 정의 및 노인증후군과의 연관성, 진단기준

노쇠란 여러 장기와 기관에 작용하는 생리적인 예비능(physiological reserves)의 전반적인 저하 및 소실로 말할 수 있다. 노쇠는 대내외적 스트레스 인자에 대한 반응으로 나타나는 증상의 표현 이며 생리적, 신체적, 정신적인 항상성 저하의 소견이다. 일부 자료에 의하면 75세 이상 노인의 경 우 약 20~30%가 노쇠에 해당하는 것으로 알려져 있다. 노쇠가 발생하면 노인증후군이 병발될 위 험성이 커지고, 일상생활 유지에 있어 타인으로부터의 의존성이 커질 수 있다. 노쇠가 악화되면 비 가역적인 장애가 발생되어 이로 인한 입원이 증가할 수 있다. 또한 완전한 회복이 어려워 요양원으 로의 전원 등으로 노인환자의 삶의 질이 저하되며 궁극적으로 사망률이 증가하게 된다.

노쇠는 연구자에 따라 노인증후군이 발생하고 난 이후 장애(disability) 등 다음 단계로 이행되 기 이전에 위치해 있는 것으로 노인증후군과는 별개의 독립적인 질환으로 말하거나(노인증후군의 발현 → 노쇠 → 장애, 의존성 악화, 사망) 또는 노인증후군 중 일부에 속하는 질환으로 주장하는 경우도 있다. 하지만 후자의 경우에 있어서도 노쇠를 노인증후군의 핵심으로 다룰 정도로 다른 노 인증후군보다 중요하며 노인환자의 치료 및 관리에서 매우 필수적인 요소이다.

노쇠의 진단기준으로는 Fried가 제안한 것을 많이 이용하는 데 체중감소, 극도의 피로감, 근육 허약, 보행속도, 신체활동의 5가지 기준 중 3가지 이상이 합당할 경우를 노쇠로 정의한다. 자세한 내용은 표 및 참고문헌을 통해 확인 할 수 있으나 신체활동 척도에서 실제적으로 설문조사를 통 해 이루어져야 하는데, 기존의 설문조사는 국내 현황에 맞지 않고 그대로 번역되어 온 경우가 있 으므로 이에 유의해야 한다(표 1).

보행속도, 의자 기립, 탄뎀(tandem) 균형 측정의 간단한 5분 수행능력 검사로도 입원의 위험, 건 강 및 기능 상태 악화를 예측할 수 있어서 노쇠의 잠재적 검사 방법으로서 제시할 수 있다. 최근에 는 학회 등을 통하여 국내 현실에 맞는 그리고 보다 체계화 되고 간편한 측정도구를 이용하는 방 법이 연구되고 있다.

Characteristic	WHAS	CHS
Weight loss	BNI <18.5 or Weight at age 60 minus weight at exam ≥ 10% of weight at age 60	Lost >10 pounds unintentionally in last year
Exhaustion	Any of: Low usual energy level (≤3) Felt unusually tired on last month Felt unusually weak in last month	Either of: Felt that everything I did was an effort in last weeka Could not get going in last week
Slowness	Walking 4 m (speed) in: ≤0.65 m/s for height ≤159 cm ≤0.76 m/s for height >159 cm	Walking 15 feet (time) in: ≤7 seconds for height ≤159 cm ≤6 seconds for height >159 cm
Low activity level	<90 kcal of physical expenditure on activity scale (6 items*)	<270 kcal of physical expdituure on activity scale (18 items**)
Weakness	Grip strength of the dominant hand: ≤17 kg for BMI ≤23 ≤17.3 kg for 23 <BMI 26 ≤18 kg for 26 <BMI 29 ≤21 kg for BMI >29	Grip strength of the dominant hand: ≤17 kg for BMI ≤23 ≤17.3 kg for 23 < BMI ≤26 ≤18 kg for 26 < BMI ≤29 ≤21 kg for BMI > 29

*Walking for exercise, moderately streuous household chores, moderately strenous outdoor chores, bowling, regular exercise, dancing.
**Walking for exercise, moderately strenuous household chores, mowing the lawn, gardening, hiking, jogging, biking, exercise cycle, dancing, aerobics, bowling, golf, singles tennis, doubles tennis, racquetball, calisthenics, swimming.
BMI; body mass index, exam; examination.

2. 노쇠의 원인과 기전

노쇠는 노화과정으로 인한 생리적 기능의 감소와 예후의 악화, 신체 여러 장기 및 기관의 조절 장애로 기인한 증상의 발현으로 요약할 수 있는데, 가장 결정적인 것은 근육, 신경내분비계, 면역계와 같은 중요한 신체의 장기 및 기관에 미치는 좋지 않은 상호작용이 신체, 영양, 인지 및 감각 기능의 점진적 감소를 유발하고, 마침내 노쇠 현상을 일으키는 것으로 생각되고 있다.

1) 면역계와 응고계의 활성화

65세 이상의 심혈관계 관찰 연구 참여자를 Fried의 기준에 따라 3개 이상인 경우는 노쇠(frailty), 1~2개인 경우에는 전노쇠(prefrailty), 그리고 건강한 상태로 구분하였을 때, 건강한 경우에 비해 노쇠한 노인에서 CRP, 응고인자 VIII, D-dimer가 증가하였고, 듀크 노인역학 연수 참여자에 대한 전향적 연구에서도 사이토카인(cytokine)인 IL-6와 D-dimer가 기능 상태 및 사망률과 관계가 있음이 관찰되었다. 그 외 다른 연구에서도 비슷한 결과를 나타내었다. 노쇠에서 이들 인자들의 상승은 노쇠가 전염증단계(proinflammatory status)라고 판단될 수 있는 근거가 될 수 있다. 이러한 결과에 대한 기전으로 IL-6와 같은 이화작용 사이토카인(catabolic cytokine)의 직접적 소모 효과, 혹은 식욕부진 유도, 성장 호르몬과 인슐린 양성장인자-1 (insulin like growth factor-1, IGF-1) 감소에 의한 간접 효과로 혹은 염증이 없음에도 불구하고, 염증 신호가 유발되어 근육의 세포 사망과 근감소를 일으킨다고 생각되고 있다.

2) 신경내분비 변화

신경내분비계는 환경과 감각을 조절하는, 고도로 복잡하게 짜여진 체계로서 최종 장기에 신경 및 내분비 신호를 보냄으로 신체의 항상성 균형을 유지한다. 이 균형은 신체의 기본 기능을 위한 항상성을 유지할 뿐 아니라, 환경 변화 및 스트레스에 적절한 호르몬과 신경적 반응을 허락하는 신호를 제공하는 데에도 결정적으로 중요하다. 노화와 관련하여 에스트로겐과 테스토스테론 등 성 호르몬의 감소, dehydroepiandrosterone (DHEA)의 감소, 성장 호르몬 및 IGF-1의 감소가 신체 변화와 연관지어 생각되고 있으며, 결국 이러한 변화가 노쇠의 원인으로 거론되고 있다.

3) 근감소증(Sarcopenia)

Walston의 노쇠 모델에서 노쇠의 주요 요인은 노화 관련 제지방체질량과 근감소증이라고 제안하였다. 근감소증은 근육 허약, 저에너지 상태, 느린 보행 속도 및 낙상률 증가와 연결되고, 또 체온 조절능 감소, 인슐린 감수성 저하, 운동내성 감소와 연결된다. 신체의 근육량은 노화와 더불어 감소한다. 여자는 남자에 비해 근육량이 적고 따라서 근력도 떨어진다. 그리고 근육질 지수(근력/근육량)도 여자가 모든 연령에서 유의하게 더 낮다. 노화에 따른 근감소증은 남녀 모두에서 하지에 더 많고, 이에 수반된 근력 감소가 노쇠한 노인의 하지 기능 수행능력의 감소와 연결되며, 그 결과로 낙상과 장애 위험이 증가한다. 근감소증 및 근력 감소의 원인으로 노화 관련 호르몬의 감소도 중요하지만 신체활동을 하지 않아서 근육을 사용하지 않는 것으로 여겨지고 있으며 또한 단백질과 칼로리 섭취 부족도 원인 중 하나로 생각되고 있다. 하지만 보다 자세한 기전은 잘 알려져 있지 않다.

3. 노쇠의 임상적 중요성 및 관련 인자

노쇠의 유무도 중요하지만 노쇠 전후의 단계에 따른 임상양상도 매우중요하다. 노쇠의 진단기준에 따라 노쇠(frailty), 전노쇠(prefrailty), 건강한 상태로 나누었을 때, 낙상의 발생, 일상생활기능(activities daily of living) 장애의 정도, 보행능력의 저하 등이 순차적으로 증가함이 보고되었고, 입원 및 사망률도 노쇠의 진행 정도에 따라 유의하게 변하는 것으로 알려져 있다(그림 1).

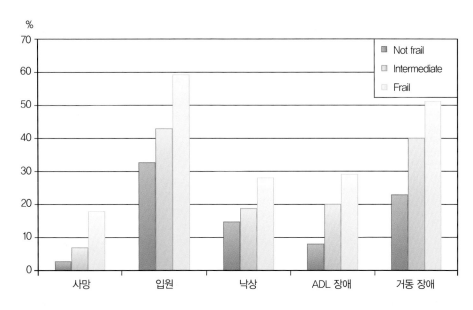

그림 1 노쇠의 단계에 따른 부작용 및 합병증 발생현황

앞서서 노쇠를 통하여 노인환자의 예후를 파악할 수 있다고 하였는데, 구체적으로는 급성 질환이나 손상, 치료적 시술이나 수술 이후의 노인환자의 임상 평가에 노쇠의 진단이 평가도구로서 도움이 될 수 있다. 실제 노인환자의 경우 특정 질환의 임상적 단계(clinical stage)의 판단도 중요하지만 전체적인 노인환자의 평가가 필요한데, 이를 위하여 노쇠의 진단기준을 적용할 수 있다. 최근에 노인환자에서도 임상시험의 진행이 많이 이루어지고 있는 상황에서 기존의 일반환자 평가기준에 더하여 노인환자 특유의 평가기준으로서 상기의 노쇠 진단기준을 적용한다면 보다 현실적이고 실제적인 결과를 도출할 수 있으며, 노인환자에 대한 정확한 판단에 도움이 될 수 있다.

상기에서 설명하였듯이 IL-6 및 CRP와 같은 염증 인자들이 노화와 연관되어 있는 연구를 토대로 노쇠와의 연관성에 대하여 활발히 이루어지고 있다. 또한 염증인자가 신체 활동이 활발한 노인에서는 저하되어 있지만, 기능상태가 좋지 않은 노쇠한 노인에서 상승된 소견은 운동 요법으로 노쇠를 치료할 수 있다는 근거로 제시할 수 있다. 그리고 항-사이토카인 혹은 항-사이토카인 수용체 항체를 이용한 항염증요법으로 노쇠의 중재 가능성을 보여줄 수 있는 것으로 할 수 있다. 하지만, 염증인자의 변화가 노쇠의 원인인지 혹은 결과인지에 대하여 보다 많은 연구가 필요하다.

 참고문헌

1. 권인순. 노인병학(노쇠), 제2판. 의학출판사. p296-302.
2. 유형준. 노인병이란 무엇인가? 노인병 2008;12:61-7.
3. Inouye SK, Studenski S, Tinetti ME, Kuchel GA. Geriatric syndromes: Clinical, research, and policy

implications of a core geriatric concept. J Am Geriatrir Soc 2007;55:780-91.

4. Morley JE. Developing novel therapeutic approaches to frailty. Curr Pharm Des 2009;15:3384-95.

5. Topinkova E. Aging, disability and frailty. Ann Nutr Metab 2008;52:6-11.

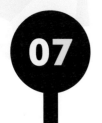
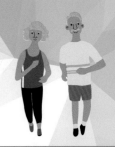

07 근감소증과 노인증후군
Sarcopenia and Geriatric Syndromes

장학철(서울의대 내분비내과)

사람에서 근육은 전체 체중의 45~55%를 차지한다. 연령이 증가하면서 근육량은 감소하며, 이에 따라 근력도 감소한다. 이러한 변화는 신체 기능을 저하시켜, 낙상, 신체장애를 초래한다.

1. 근감소증의 정의

근감소증은 근육을 뜻하는 그리스어 "sarx"와 감소라는 뜻의 "penia"가 합성된 단어로, 노화와 연관된 근육량의 감소를 의미하며, 주로 사지에 분포한 골격근의 감소를 말한다. 최근에는 근감소증을 골격근육량의 감소와 함께 수반되는 근력의 저하(muscle strength)를 포함한 개념으로 사용하지만 근감소증의 정의를 "골격근육량의 감소상태"를 뜻하는 것으로 사용하기도 하였다. 근감소증은 악성종양의 말기 등에 나타나는 현저한 근육소실 상태인 악액질(cachexia), 급성질병으로 인한 근육소모(muscle wasting), 또 근육자체의 질병(primary muscle disease)과는 구별되어야 하는 개념으로, 노화와 연관되어 나타나는 점진적인 골격근 감소로 정의해야 한다. 가장 보편적으로 사용되는 근감소증의 임상적 정의는 Baumgartner 등이 1998년 발표한 New Mexico Elderly Health Study에서 제시한 dual X-ray absorptiometry (DXA)로 측정한 lean mass index (appendicular lean mass in kg/height in meter)가 젊은 성인 평균보다 2 표준편차 이하로 감소한 경우로 한다. 하지만 2003년 Newman 등은 Baumgartner이 제시한 방법을 사용하면 비만한 사람에서 근감소증이 발견되지 않는다는 점을 지적하면서, 키와 체지방량을 동시에 고려한 기준(alternative definition)을 제시하기도 하였다. 따라서 현재까지 골격근육량에 대한 측정방법 자체가 표준화되어 있지 않고 임상에서 일률적으로 적용할 수 있는 근감소증의 정의도 확립되어 있지 않다. 또 근감소증은 아직 ICD (International Classification of Diseases) 등의 질병분류에 포함되지 않았으나, 질병군으로 분류하려는 움직임이 있다.

2. 근감소증의 임상적 의미

근감소증은 근육량의 감소로 인한 근력의 저하, 그리고 이에 수반되는 신체장애(physical disability)와 사망률 증가에서 임상적 의미를 찾을 수 있다. 사람이 적절한 신체 기능을 유지하기 위해서는 적절한 근력이 필수적으로 요구되는데 이 근력을 결정하는 가장 중요한 인자는 골격근량이다. 실제 임상에서 근감소증은 신체기능을 유지하기 위해 필요한 근력이 부족하여 신체장애를 유발하는 상태를 말한다.

근육량과 신체장애의 관계를 연구가 많지는 않지만, 일부 연구들에서 골격근육량과 근력의 상관관계는 매우 유의하여, 상관계수가 0.5~0.7로 보고되고 있다. 따라서 골격근육량이 감소하면 그만큼의 근력이 저하된다. 이때 근력이 신체기능을 유지하기 위한 최소역치(threshold) 이하로 감소하게 되면 다양한 신체적 장애가 발생하게 된다. New Mexico Elderly Health Study는 근감소증이 있으면 일상생활에서 3가지 이상의 신체장애를 동반할 위험도가 4배 증가하고, 신체균형의 장애는 2~3배, 보행장애와 지팡이 등 보조기를 이용하게 되는 경우와 낙상의 위험은 약 2배 증가하는 것으로 보고되었다.

골격근육량 및 근력과 신체장애 발생의 관계는 연속적 이어서 골격근육량이 적을수록, 또 근력이 낮을수록 신체장애의 발생은 많아진다. 이러한 사실은 정상적인 신체기능을 가지고 있었던 70대 노인들을 대상으로 연구를 시행한 Health, Aging and Body Composition Study의 연구결과에서 잘 나타나고 있다. 이상의 연구들은 근감소증이 신체장애의 중요한 위험인자임을 제시하였다. 즉 노인에서 골격근량과 근력의 유지는 신체기능의 유지 및 신체장애 예방에 중요하다는 것을 시사하고 있다. 근감소증과 그에 수반되는 근력의 저하는 신체장애뿐 아니라 사망률과도 밀접한 연관이 있어서 Health, Aging and Body Composition Study에서는 연구시작 당시에 하지의 근력이 낮은 노인은 6년까지 추적 관찰한 결과, 사망률이 현저히 증가함을 보고하였다.

3. 근감소증은 노인증후군인가?

노인증후군은 명확한 질병 분류에 속하지 않지만, 노인에게 흔히 발생하는 임상상을 이야기한다. 대표적인 노인증후군으로는 섬망, 인지장애, 우울증, 낙상, 어지럼증, 혼절, 요실금 등이 있다. 아직 노인증후군의 정확한 개념은 확립되어 있지 않지만, 노인에서 흔히 발견되고, 특히 노쇠한 노인에서 빈번히 관찰되며, 다양한 원인 및 동반질환과 연관되어 있으며, 결과적으로 신체장애를 초래하며 삶의 질을 저하시킨다.

이러한 노인증후군의 특성을 고려할 때, 다음과 같은 점에서 근감소증은 노인증후군에 속한다고 할 수 있다.

① 근감소증은 65세 노인의 30%, 특히 80세 이상 노인의 50% 이상에서 발견된다.

② 근감소증은 다양한 원인을 가지고 있으며, 주요 위험인자 및 관련 기전으로는 노화 자체, 유

전적 소인, 행동적인 요인, 많은 만성질환 등이 있다.

③ 근감소증은 육체활동 및 지구력 감소, 걸음 속도 감소 등을 동반하며, 신체장애, 삶의 질 감소, 모든 사망률 등을 예측하는 중요한 인자이다.

④ 다양한 위험인자의 회피 또는 치료로 근감소증의 임상상 또는 결과를 변경할 수 없다.

 참고문헌

1. Aubertin-Leheudre M, Lord C, Goulet ED, Khalil A, Dionne IJ. Effect of sarcopenia on cardiovascular disease risk factors in obese postmenopausal women. Obesity (Silver Spring) 2006;14:2277-83.

2. Baumgartner RN, Koehler KM, Gallagher D, Romero L, Heymsfield SB, Ross RR, et al. Epidemiology of sarcopenia among the elderly in New Mexico. Am J Epidemiol 1998;147:755-63.

3. Baumgartner RN, Wayne SJ, Waters DL, Janssen I, Gallagher D, Morley JE. Sarcopenic obesity predicts instrumental activities of daily living disability in the elderly. Obes Res 2004;12:1995-2004.

4. Cruz-Jentoft AJ, Landi F, Topinková E, Michel JP. Understanding sarcopenia as a geriatric syndrome. Curr Opin Clin Nutr Metab Care 2010;13:1-7.

5. Janssen I. Influence of sarcopenia on the development of physical disability: the Cardiovascular Health Study. J Am Geriatr Soc 2006;54:56-62.

6. Roubenoff R, Hughes VA. Sarcopenia: current concepts. J Gerontol A Biol Sci Med Sci 2000;55:M716-24.

7. Zamboni M, Mazzali G, Fantin F, Rossi A, Di Francesco V. Sarcopenic obesity: a new category of obesity in the elderly. Nutr Metab Cardiovasc Dis 2008;18:388-95.

8. Zoico E, Di Francesco V, Guralnik JM, Mazzali G, Bortolani A, Guariento S, et al. Physical disability and muscular strength in relation to obesity and different body composition indexes in a sample of healthy elderly women. Int J Obes Relat Metab Disord 2004;28:234-41.

08 당뇨병과 노인증후군
Diabetes Mellitus and Geriatric Syndromes

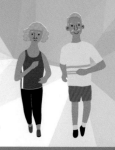

유성훈(한림의대 내분비내과)

당뇨병은 노인인구에서 유병률이 증가하는데 우리나라의 노인에서도 예외는 아니어서 내당능장애가 15~40%, 당뇨병은 9~32.5%까지 보고하고 있다. 노인당뇨병의 치료는 그들의 신체적, 정신적, 인지기능이 저하된 경우가 많고, 흔히 사회적, 경제적 지지가 부족하기 때문에 치료가 쉽지 않다.

노쇠(frailty)와 신체적 의존성을 동반하므로 노인당뇨병에서는 노인의 기능을 전반적으로 평가하는 치료방법이 필요하고, 노화 및 노화와 관련된 질환에 의한 넓은 범위의 장해를 의미하는 노인증후군에 대한 이해는 필수적이다. 당뇨병은 AGEs (advanced glycation end products)의 축적과 동맥경화질환을 호발하며, 당뇨병으로 인한 미세혈관 합병증 및 대혈관 합병증은 결국 노인당뇨병 환자에서 그 빈도가 높아지기 때문에 신체 기능의 저하를 가져올 수밖에 없다. 따라서 노인당뇨병 환자에서 기능장애, 우울증, 낙상, 요실금, 통증, 치매 등의 증상이 나타나고, 쇠약, 독립적 기능의 장애, 삶의 질 저하로 표현되는 노인증후군으로 발현된다.

1. 당뇨병과 기능 장애(Functional disablility)

노인증후군에서 가장 심각한 증상의 하나로, 미국의 한 연구에 의하면 같은 연령대에 비해 일상생활을 하는데 두배나 많은 기능 장애를 갖고 있으며, Women's Health and Aging Study 에 의하면 기본적인 일상생활(목욕, 침대에서 의자로 옮기기, 화장실사용, 식사)에서 1.6배의 기능장애를 보고하였다.

2. 당뇨병과 우울증

당뇨병에서 우울증상은 30%까지 보고되고 있으며, 그 중 5~10%는 증세가 심각한 major depression 이다. 여러 연구에서 당뇨병 환자의 우울증이 비당뇨군보다 많은 것으로 보고하고 있으며, 미국인을 대상으로 한 연구에서 당뇨병이나 우울증이 없는 군에 비하여 우울증이 있는 당뇨병 환자가 기능장애가 7.2배 많다고 보고하였다.

3. 당뇨병과 낙상

낙상은 골절을 일으키고 혈당조절의 악화 및 삶의 질을 감소시킨다. 당뇨병이 낙상의 위험인자 중 하나라는 보고 중 67세 이상 9,247명을 대상으로 한 연구에서는 18%의 환자가 1년에 한 번 이상 낙상을 경험하였고 인슐린주사의 유무와 관계없이 낙상의 위험도를 높였다.

4. 당뇨병과 요실금

당뇨병은 절박뇨와 스트레스성 요실금의 위험을 높이는데 당뇨환자의 자율신경 합병증과 관계가 있다. 당뇨병과 요실금의 관계를 보기 위한 81,854명의 전향적 연구에서 요실금의 위험도를 높였으며(HR, 1.21; CI, 1.02~1.43), 55~75세까지의 단면연구에서는 52%의 환자에서 요실금의 증상을 호소하였다.

5. 당뇨병과 인지기능 장애

역학연구에서 당뇨병환자는 알츠하이머 치매와 혈관성 치매의 위험도가 1.6배에서 3배까지 높았다. 당뇨병과 관련되어 인지기능에 영향을 미치는 요소로는 고혈당, AGEs (advanced glycation end products), 반복되는 심한 저혈당, 뇌혈관질환, 신경합병증, 인슐린 치료, 고인슐린혈증, 우울증 등이 있다. 아마도 뇌혈류의 감소와 고혈당에 관련된 대상장해가 원인의 하나가 될 것으로 사료된다. 정상 혈당의 유지가 당뇨병환자의 인지기능 유지에 도움이 되는 것으로 알려져 있다.

노인증후군의 병인이 다원인적 요소 및 이의 상승효과에 기인하므로 노인당뇨병 환자의 노인증후군에 대한 치료방침도 다각적인 접근이 필요하다. 근력강화를 포함한 운동요법, 심리적 지지, 혈당치료 지속을 위한 사회적 지지, 저혈당 및 낙상의 예방등 다방면의 치료적 접근이 요구되며, 이를 통해서 노인당뇨병 환자에서 노인증후군으로의 이행을 막기 위한 전향적 연구 또한 필요하다.

 참고문헌

1. Atsushi Araki and Hideki Ito, Diabetes mellitus and geriatric syndromes Geriatr Gerontol Int 2009;9:105-14.
2. Black SA. Increased health burden associated with comorbid depression in older diabetic Mexican Americans. Results from the Hispanic Established Population for the Epidemiologic Study of the Elderly survey. Diabetes Care 1999;22:56-64.
3. Brown JS, Vittinghoff E, Lin F, et al. Prevalence and risk factors for urinary incontinence in women with type 2 diabetes and impaired fasting glucose: findings from the National Health and Nutrition

Examination Survey (NHANES) 2001–2002. Diabetes Care 2006;29:1307–12.

4. Cukierman T, Gerstein HC, Williamson JD. Cognitivedecline and dementia in diabetes-systematic overview of prospective observational studies. Diabetologia 2005;48:2460–9.

5. Egede LE. Diabetes Major depression, and functional disabilities among the U.S. adults. Diabetes Care 2004;27:421–8.

6. Gregg EW, Beckles GL, Williamson DF, et al. Diabetes and physical disability among older U.S. adults. Diabetes Care 2000;23:1272–7.

7. Lifford KL, Curhan GC, Hu FB, Barbieri RL, Grodstein F. Type 2 diabetes mellitus and risk of developing urinary incontinence. J Am Geriatr Soc 2005;53:1851–7.

8. Ott A, Stolk RP, Hofman A, van Harskamp F, Grobbee DE, Breteler MM. Association of diabetes mellitus and dementia: the Rotterdam Study. Diabetologia 1996;39:1392–7.

9. Schwartz AV, Hillier TA, Sellmeyer DE, et al. Older women with diabetes have a higher risk of falls: a prospective study. Diabetes Care 2002;25:1749–54.

10. Volpato S, Blaum C, Resnick H, et al. Comorbidities and impairments explaining the association between diabetes and lower extremities disabilities. Diabetes Care 2002;25:678–83.

09 노인증후군으로서 요실금 치료
Treatment of Urinary Incontinence in Geriatric Syndromes

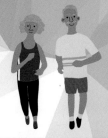

조성태(한림의대 비뇨기과)

요실금은 '자신의 의지와는 무관하게 오줌이 새는 배뇨이상으로, 사회적 활동이나 위생상의 문제를 일으키는 것'이라고, 국제요실금학회에서는 정의하고 있다. 우리나라 중년기 여성의 약 30%가 요실금을 호소하고 있는 것으로 조사되었으며, 노인층의 발생 빈도는 이보다 더 높을 것으로 추정된다. 요실금은 연령이 증가함에 따라 비례하여 빈도가 점차 높아지며, 노인에서 기능적 장애를 초래 할 수 있는 중요한 건강문제이다. 미국의 경우 중등도 이상의 요실금의 경우 20, 30대에 7%였던 유병률이 40, 50대에 17%, 60, 70대에 23%, 80대 이상의 경우는 32%까지 증가하였다. 남성은 여성의 약 1/3 정도의 유병률을 보이나 점점 증가하여 90대에는 거의 비슷해진다. 국내 조사에서도 50세 이상 여성의 유병률이 65%로 보고되고 있고, 연령 증가에 따라 유병률도 증가하는 양상을 보여 외국의 연구 결과와 비슷한 양상을 보였다. Nursing home에 입원하고 있는 노인의 요실금 유병률은 지역 사회의 노인들 보다 높게 나타났는데, 미국의 경우 여성은 60%에서 78%, 남성은 45%에서 72%로 보고되었다. 국내에서는 지역사회를 대상으로 한 요실금 유병률은 일부 보고가 되었으나, 노인요양시설이나 요양병원을 대상으로 한 유병률 조사는 거의 없는 편이다.

1. 노인증후군으로서 요실금

노인에서는 여러 장기의 질환들이 복합적으로 얽혀 단일 증상을 내는 경우가 적지 않다. 또한 노인증후군(Geriatric syndrome)은 "노인에 흔하면서 그 원인이 다양하고 치료가 중요한 연속되는 증상, 소견들"을 의미한다. 흔히 노인증후군으로 거론되는 것으로는 노인에서 흔한 낙상, 섬망, 실신 또는 현기증, 식욕감퇴, 체중감소, 노쇠, 요실금, 근력감퇴 등이 있다.

노인증후군은 일반증후군과 달리 다발성 원인의 병태기전이 상호 영향을 끼쳐 대개 단일 증상을 발현하며, 여러 기관 계통에 걸친 다수의 위험요인들이 관여되어 발생하는 특징이 있다. 물론 한 가지 특정 질환에 의해 발생하는 경우도 있지만, 뚜렷한 원인을 알 수 없는 가운데 다수의 위험요인만이 발견되는 경우가 대부분이다.

2. 노화와 요실금

노화 자체는 특별한 질환 없이도 하부요로에 기능변화를 초래하는데, 방광수축력, 방광용적, 방광유순도, 요도 길이, 최대 요도폐쇄압 등이 감소하는 것이 특징적이다. 남성의 경우 전립선비대로 인해 요역동학 검사상 폐색이 나타나며, 남녀 모두 배뇨근과활동성으로 비억제성 배뇨근수축이 관찰된다. 또한 수분의 대부분을 밤에 배출하게 되어 수면장애와 동반하여 야간뇨를 많이 호소한다.

세포차원에서 보면 방광배뇨근이 치밀대 모양으로 변하는데, 이는 소체의 소실로 인해 근섬유초대가 뚜렷이 보이는 소견이다. 이러한 노화변성 자체는 요실금의 직집직 원인이라기 보다는 요실금의 유발인자로 작용한다.

요자제를 위해서는 적절한 하부요로 기능과 함께 정신기능, 신체활동, 삶의 동기, 자유로운 수족 등 부가적인 인자들이 정상적으로 수반되어야 하는데, 노인에서는 이런 외적 요인들이 문제로 작용할 수 있다. 그러므로 노인에서는 이런 내적 요소와 외적 요인 모두를 똑같이 고려하여 치료를 하여야 하며, 그 중 한 가지만 교정되어도 좋은 결과를 얻을 수 있다.

3. 노인요실금의 종류

노인요실금은 발생 원인에 따라 급성으로 나타나서 발병원인이 사라지면 바로 요실금이 해소되는 일과성요실금(transient incontinence)과 만성의 경과를 거치게 되는 만성요실금(established incontinence)으로 나눌 수 있다.

표 1 요자제 기전에 영향을 주는 약물

약물의 종류	약물	영향
Sedatives-hypnotics	Long-acting enzodiazepines (e.g., diazepam, flurazepam)	Sedation, delirium, immobility
Alcohol		Polyuria, frequency, urgency, sedation, delirium, immobility
Anticholinergics	Dicyclomine, disopyramide, antihistamines (sedating ones only, e.g., diphenhydramine)	Urinary retention, overflow incontinence, delirium, impaction
Antipsychotics	Thioridazine, haloperidol	Anticholinergic actions, sedation, rigidity, immobility
Antidepressants (tricyclics only)	Amitriptyline, desipramine; not SSRIs	Anticholinergic actions, sedation
Anti-Parkinsonians	Trihexyphenidyl, benztropine mesylate (not L-dopa or selegiline)	Anticholinergic actions, sedation

약물의 종류	약물	영향
Narcotic analgesics	Opiates	Urinary retention, fecal impaction, sedation, delirium
α-Adrenergic antagonists	Prazosin, terazosin, doxazosin	Urethral relaxation may precipitate stress incontinence in women
α-Adrenergic agonists	Nasal decongestants	Urinary retention in men
Calcium Channel Blockers	All dihydropyridines	Urinary retention; nocturnal diuresis due to fluid retention
Potent diuretics	Furosemide, bumetanide (not thiazides)	Polyuria, frequency, urgency
NSAIDs	Indomethacin, cyclooxygenase-2 inhibitors	Nocturnal diuresis due to fluid retention
Thiazolidinediones	Rosiglitazone, pioglitazone	Nocturnal diuresis due to fluid retention
Parkinson's agents (some)	Pramipexole, ropinirole amantadine	Nocturnal diuresis due to fluid retention
Angiotensin-converting enzyme inhibitors	Captopril, enalapril, lisinopril	Drug-induced cough can precipitate stress incontinence in women and in some men with prior prostatectomy
Vincristine		Urinary retention owing to neuropathy

1) 일과성요실금(Transient Incontinence)

지역사회 노인요실금의 1/3과 급성질환으로 입원한 노인요실금의 절반 이상이 일과성요실금이다. 일과성요실금의 원인으로 섬망, 요로감염, 위축성 요도염과 질염, 약물, 과량의 요량, 제한적인 기동, 분변매복 등이 있다. 이러한 요인들은 노화에 따른 하부요로 기능의 변화와 결부되어 요실금 발생률을 높인다. 비록 일시적이라는 표현을 사용하지만, 제 때 치료하지 않으면 오래 지속될 수도 있다. 요자제에 영향을 주는 대표적인 약제는 표 1과 같다.

2) 만성요실금(Established Incontinence)

(1) 하부요로에 기인한 경우

일과성요실금이 아닌 경우 하부요로에 대해 면밀하게 검사가 필요하다.

① 배뇨근과활동성: 성별에 상관없이 노인에게 있어 가장 흔한 하부요로 장애는 배뇨근과활동성이다. 노인의 배뇨근과활동성은 생리적으로 두 가지로 구분할 수 있는데, 방광수축력이 유지되거나 장애가 있는 경우이다. 장애가 있는 경우는 배뇨근과반사 및 수축력저하 detrusor hyperactivity with impaired contractility (DHIC)라고 하는데, 노인성 배뇨장애의 가장 흔

한 형태이다. DHIC는 노인에서 요폐를 초래할 수 있으며, 특히 항콜린제 치료 시 요폐가 흔히 발생하므로 주의를 기울여야 한다.

② 복압성 요실금: 노인 여성에서 만성적 요실금의 원인 중 두 번째로 흔한 것이 복압성 요실금이다. 젊은 여성의 경우 요도의 과이동성이 흔하지만, 노인에서는 내인성 괄약근기능 부전으로 인한 경우가 더 중요하다. 이는 나이에 따른 요도 폐쇄압의 감소로 인한다. 남성의 경우는 전립선적출술 수술 후에 괄약근 손상으로 인한 복압성 요실금이 발생할 수 있다.

③ 하부요로폐색: 노인 남성에서 만성 요실금의 두 번째 흔한 원인은 하부요로폐색이다. 노인 여성은 요도섬유화로 인해 요도협착이 나타날 수 있다.

④ 배뇨근저활동성: 배뇨근저활동성으로 인한 일류성 요실금은 노인의 10% 정도이며, 괄약근의 근력 감소와 관련이 있다.

(2) 기능성 요실금(하부요로에 기인하지 않은 경우)

노인에서 인지장애나 활동장애 등으로 인해 화장실에 제시간에 도착할 수 없거나 가려고 하지 않는 경우에 발생한다. 접근하기 어려운 화장실이나 심리적 문제 등의 요인들이 다른 유형의 만성 요실금을 악화시킬 수 있다.

4. 노인요실금의 진단

일과성 요실금인지 만성적 요실금인지를 우선 감별해야 한다.

1) 병력청취

요실금의 정도, 일상활동, 자세변화, 방광충만 정도와의 관계, 요실금의 발생시간, 요실금의 진행과정, 과거 수술력, 복용약물, 음식섭취 습관, 당뇨병 등 전신질환 등을 알아본다. 배뇨증상 중에는 요절박, 빈뇨, 야간뇨 등이 흔하며, 여러 증상 중에서 가장 고통스러운 증상이 무엇인지 물어본다.

2) 배뇨일지

가장 중요한 병력청취 방법 중 하나로, 3일간의 배뇨량, 배뇨시간, 요실금 정도를 기록한다.

3) 신체검사

신경 검사를 통해 섬망, 치매, 파킨슨병, 척수압박 등이 있는지 확인한다. 직장수지 검사, 구부해면체반사 검사 등이 있다.

4) 기침유발 검사

방광을 200 mL 이상 채우고 편하게 직립에 가까운 자세에서 기침을 유발시켜 요실금을 관찰한다.

5) 배뇨 후 잔뇨검사

배뇨 후 5분 내에 잔뇨량을 측정한다. 시간이 너무 경과하거나, 배뇨 시에 심하게 긴장하거나, 요도염증이나 방광염 등이 있는 경우 배뇨 후 잔뇨가 늘어날 수도 있다.

6) 검사실 검사

소변검사, 소변배양 검사, 신기능 검사, 전해질 검사, 혈당 검사 등을 실시하며 혈뇨 여부도 관찰해야 한다.

7) 요역동학 검사

진단이 불확실하거나 1차 치료에 실패하였을 경우 그리고 수술을 계획하고 있는 경우 시행한다.

5. 노인요실금의 치료

1) 과활동성방광

심적 상태와 이동성이 손상된 노인환자는 정상인과는 다른 방식으로 접근해야 한다. 전환할 수 있는 원인을 확인하고 치료하는 것이 우선이다.

수분배설의 시기와 양을 조절하거나 침대 옆에 소변기를 가까이 두는 방법 등이 효과를 가져다 줄 수 있다. 다음 단계로는 행동 치료로 배뇨간격을 연장하는 방광훈련을 시도해 볼 수 있다. 바이오피드백의 추가는 별 도움이 되지는 않는다. 인지력이 떨어지는 환자에서는 신속배뇨를 시도해 볼 수 있다. 신속배뇨는 nursing home 노인에서 요실금을 50% 정도 감소시키며, 거주자 노인의 1/3에서 주간 누출이 소실된다. 배뇨근과반사 및 수축력 저하(DHIC)의 경우는 취침 직전에 도뇨를 하면 잔뇨가 제거되므로 기능적 방광용적이 증가되고 요자제와 수면 모두가 회복된다.

방광이완제는 요정체가 발생할 수 있으므로 주의해야 한다. 특히 배뇨근과반사 및 수축력저하(DHIC)가 있는 경우 배뇨 후 잔뇨량과 요배출을 측정해야 한다. 약물 치료에 실패하는 또 다른 이유로는 항콜린제에 의한 입마름 증상으로 인해 과도한 수분을 섭취하게 되기 때문이다. 패드나 특수내의 등의 보조적인 방법은 앞선 치료방법으로 치료가 어려운 경우 선택할 수 있다. 콘돔도관은 남성에서는 필요하지만, 피부손상과 세균뇨가 동반되며 옷을 적시지 않으려 하는 동기유발이 감소된다.

요도도관은 과활동성방광을 더 악화시킬 수 있다. 그러나 불가피하게 사용해야 한다면 작은 풍선을 가진 도관을 사용하는 것이 좋다. 도관주위로의 요누출은 도관이 가늘어서가 아니라, 방광수축에 의한 경우가 대부분이다. 심한 방광수축에서는 항콜린제가 도움이 된다.

2) 복압성 요실금

노인여성에서 과운동성요도는 체중감소, 자세교정, 위축성질염의 치료, 기침유발약제(ACEI 등)의 변경 등을 통해 개선할 수 있다. 인지기능이 정상인 노인여성의 경우는 골반아래근육 운동이 요실금을 감소시킬 수 있다. 이 방법들로 효과가 없다면 요실금 수술을 고려해 보아야 한다. 내인성 요도괄약근 기능 부전의 경우는 수술 후 만성 요폐를 가져올 가능성이 있으니 유의해야 한다. 노인남성에서 전립선적출술 후 발생한 요실금의 경우는 인공 괄약근 삽입술이 효과적이다.

3) 방광출구폐색

알파차단제가 도움이 되며 전립선비대가 심한 경우는 5알파 환원효소억제제도 도움이 된다. 약물요법으로 충분하지 않은 경우 수술을 고려해야 한다. 최근에는 비침습적인 수술기법의 발전으로 고령의 노인까지 수술을 적용할 수 있게 되었다.

4) 배뇨근저활동성

잔뇨 감소, 수신증 제거, 요로패혈증의 예방을 목표로 한다. 방광감압을 위해 1개월까지 유치 또는 간헐적 도관을 사용한다. 감압 이후에도 회복이 없는 경우 이중배뇨와 Crede 배뇨(배뇨시 치골 상부압박) 또는 발살바배뇨를 시도해 본다. Bethanechol이 도움이 될 수 있으나 효능에 대한 증거는 분명치 않다.

무수축성 배뇨근의 경우는 간헐적 도뇨, 도뇨관 유치를 시작하여야 한다. 개인적 간헐적 도뇨는 멸균이 아닌 청결 도뇨관만으로도 충분하나 공공시설의 경우는 멸균기계로 소독을 해야 한다. 유치도뇨관은 수분균형을 측정하는 급성질환 환자, 난치 욕창환자, 급성요폐 환자에서 일시적 방광감압이 필요한 경우, 다른 치료 방법을 사용할 수 없는 일류성 요실금 환자들에게 적용된다.

6. 결론

고령화 시대를 맞이하여 노인 환자들이 증가하고 있으며, 이들 노인에서는 여러 장기의 질환들이 복합적으로 얽혀 단일 증상을 내는 경우가 많다. 노인에서 흔하면서 원인이 다양하고 치료가 중요한 연속되는 증상 소견들을 노인증후군이라 하는데, 노인요실금도 노인증후군의 대표적인 증상 중 하나이다. 노인요실금은 일반 환자의 요실금과는 병리기전, 진단, 치료에 있어 많은 차이가 있다. 노인에서 요실금의 적절한 치료를 위해서는 노화에 따른 임상적 의미, 노인 질환의 특성 등을 이해하고, 이에 대한 관련 지식과 술기들을 필수적으로 습득해서 접근해 나가야 한다.

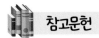
참고문헌

1. 대한배뇨장애 및 요실금 학회. 배뇨장애와 요실금, 제1판. 일조각; 2003. p306-18.

2. Abrams P, Cardozo L, Fall M, Griffiths D, Rosier P, Ulmsten U, et al. Standardisation Sub-committee of the International Continence Society. The standardisation of terminology of lower urinary tract function: report from the Standardisation Sub-committee of the International Continence Society. Neurourol Urodyn 2002;21:167-78.

3. Blaivas JG, Olsson CA. Stress incontinence: Classification and surgical approach. J Urol 1988;139:727-31.

4. Elbadawi A, Hailemariam S, Yalla SV, Resnick NM. Structural basis of geriatric voiding dysfunction. VI. Validation and update of diagnostic criteria in 71 detrusor biopsies. J Urol 1997;157:1802-13.

5. Elbadawi A, Yalla SV, Resnick NM. Structural basis of geriatric voiding dysfunction: III. Detrusor overactivity. J Urol 1993;150:1668-80.

6. Engel BT, Burgio LD, McCormick KA. Behavioral treatment of incontinence in the long-term care setting. J Am Geriatr Soc 1990;38:361-3.

7. Fantl JA, Wyman JF, McClish DK. Efficacy of bladder training in older women with urinary incontinence. JAMA 1991;265:609-13.

8. Fantl JA, Wyman JF, Wilson M, et al. Diuretics and urinary incontinence in community-dwelling women. Neurourol Urodyn 1990;9:25-34.

9. Gormley GJ, Stoner E, Bruskewitz RC, et al. The effect of finasteride in men with benign prostatic hyperplasia. N Engl J Med 1992;327:1185-91.

10. Herzog AR, Fultz NH. Prevalence and incidence of urinary incontinence in community-dwelling populations. J Am Geriatr Soc 1990;38:273-81.

11. Langa KM, Fultz NH, Saint S, Kabeto MU, Herzog AR. Informal caregiving time and costs for urinary incontinence in older individuals in the United States. J Am Geriatr Soc 2002;50:733-7.

12. Lee YS, Lee KS, Jung JH, Han DH, Oh SJ, Seo JT, et al. Prevalence of overactive bladder, urinary incontinence, and lower urinary tract symptoms: results of Korean EPIC study. World J Urol 2011;29:185-90.

13. Nitti VW, Bregg KJ, Sussman EM, Raz S. The Raz bladder neck suspension in patients 65 years old and older. J Urol 1993;149:802-7.

14. Nygaard I, Barber MD, Burgio KL, Kenton K, Meikle S, Schaffer J, et al. Prevalence of symptomatic pelvic floor disorders in US women. JAMA 2008;300:1311-6.

15. Resnick NM, Yalla SV, Laurino E. The pathophysiology and clinical correlates of established urinary incontinence in frail elderly. N Engl J Med 1989;320:1-7.

16. Resnick NM. Urinary incontinence in elderly. Med Grand Rounds 1984;281-90.

17. The Education Committee Writing Group of the American Geriatrics Society. Core competencies for the care of older patients: Recommendations of the American Geriatrics Society. Acad Med 2000;75:252-5.

18. Wells TJ, Brink CA, Diokno AC, et al. Pelvic muscle exercise for stress urinary incontinence in elderly women. J Am Geriatr Soc 1991;39:785-91.

19. Yoo HJ. What is Geriatric Disease? J Korean Geriatr Soc 2008;12:61-7.

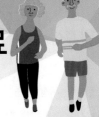

10 노인증후군으로서 대변실금 치료
Treatment of Fecal Incontinence in Geriatric Syndromes

이동호(서울의대 소화기내과)

변실금은 흔하며 질환이라기 보다는 증상이다. 설사하는 여자들의 51%에서 변실금이 있다는 보고도 있다. 변실금은 소변실금과는 달리 증상이 생겨도 의사를 찾지 않는 경향이 있으며, 증상이 생기게 되면 외출이 어렵고 조절이 안되며, 노인의 경우 자신감을 잃게 되며 정신적인 문제를 유발한다.

1. 서론

변실금의 정의는 자신이 모르는 사이에 변이 나오는 경우, 또는 자신이 느끼기는 하는데 변이 나오는 것을 참을 수 없는 경우로 이야기하게 되는데 정확히 어느 정도의 실수가 있는 경우에 변실금으로 표현하는 지가 사람에 따라 다르며, 아직 정확히 정해지지는 않았다. 자신이 모르게 나오는 경우는 항문 직장의 감각 신경의 이상이 있거나 감각, 운동 신경 양쪽에 문제가 있는 경우이며, 직장탈 등이 여기에 해당이 되겠으며, 자신이 변이 나오는 것을 알지만, 변을 참을 능력이 없어서 변을 흘리는 경우는 괄약근의 이상이 있으나, 감각 신경에는 문제가 없는 경우이다. Urgency와 변실금(Incontinence)의 차이는 화장실이 가까이 있는 경우는 화장실에 빨리 갈 수가 있으므로 urgency이고, 화장실이 가까이 없게 되면 같은 환자의 경우에 화장실까지 가는 동안에 변을 흘리게 되어서 incontinence가 될 수 있으므로 의미에서는 차이는 없으며, 정도의 차이가 있다고 보면 된다.

2. 대변의 조절 기능

대변을 흘리지 않고 사는 것은 인간의 독특한 특성으로 인간의 사회생활에 매우 필수적이다(표 1). 대변을 조절하는 데는 우선 괄약근, 즉 내괄약근과 외괄약근이 필수적으로 있어야 한다. 또한 직장과 항문의 각도가 유지되어야 하며 직장과 항문의 감각 신경이 살아 있어야 한다. 그 이외에 항문강 내의 anal cushion이 변 조절에 중요한 역할을 한다고 생각되어진다. Anal cushion이 없어

표 1   Fecal incontinence score from miller et al (1988)

	Flatus	Fluid	Solid
Incontinent less than once a month	1	4	7
Incontinent between a month and a week	2	5	8
Incontinent more than once a week	3	6	9

Severity of incontinence (Royal London)
Severe: if there is loss of control of solid feces several times a week, or daily incontinence of liquid feces
Moderate: if incontinence to solid is several times a month or liquid incontinence several times a week
Minor: if fecal leakage, usually associated with diarrhea, occurs no more than once a month

지는 경우, 즉 치핵의 수술 후에 괄약근이 정상적이며, 항문 내압 검사상 항문의 압력이 일정하더라도 항문의 경도의 변실금이 생길 수 있다. Anal cushion은 자체가 탄력성이 있어서 항문 내압이 떨어지는 경우에 부풀어 올라서 항문을 막아 준다고 생각하며, 변 조절에 중요한 역할을 한다고 생각된다.

노인성 변실금의 가장 중요한 요일은 내괄약근의 약화이며, 60세 이후에 점차적으로 나이에 따라 내괄약근이 약화가 되며 denervation을 보인다고 한다. 또한 idiopathic incontinence의 경우에 내 괄약근의 미세구조의 변화가 보이며, 근육세포의 소실, 탄력섬유의 비탄력화 collagen 섬유의 침착 등이 보인다고 한다. 또한 idiopathic incontinence의 경우에 내괄약근의 미세 구조의 변화가 보이며, 근육세포의 소실, 탄력섬유의 비탄력화 collagen 섬유의 침착 등이 보인다고 한다. 내괄약근은 요추 1, 2번 신경(L1, 2)에서 나온 교감 신경에 의하여 지배를 받는데, hypogastric nerve를 통하여 지배받으며, 교감 신경은 내괄약근을 수축(excitory)을 시킨다. 또한 내괄약근은 천추 2~4번 신경(S 2~4)을 통하여 parasympathetic의 지배를 받게 되며, 부교감 신경에 의해서는 이완된다. 내괄약근은 주로 부교감 신경에 의하여 지배를 받으며, 부교감 신경의 손상이 있는 경우에는 내괄약근의 힘이 거의 없어지며, 척추의 손상이 있거나 근육 이완제 pudendal nerve block에 의하여서는 내괄약근의 기능이 많이 떨어지지는 않는다. 척추마취를 하거나, caudal block, pudendal nerve block을 하게 되는 경우에 외괄약근은 마취가 되지만 내괄약근은 압력의 변화는 보이나 완전히 마비가 되지는 않는다. 내괄약근이 계속적으로 수축을 보이는 것은(tonic contraction) 교감 신경계의 계속적인 자극에 의한 것으로 생각되나, 이에 대한 것은 잘 알려져 있지 않다. 직장과 항문의 감각 신경은 조절 기능에 매우 중요한 역할을 하는데 직장에 변이 있다고 느끼게 될 경우, 즉 직장의 압력이 높아지는 경우에 항문강에 내괄약근이 이완하며, 외괄약근은 수축을 하게 되는데(rectoanal inhibitory reflex)에 의하여 직장의 내용물이 상부 항문강 내에 내려오게 된다. 항문의 지각 신경이 내용물이 무엇인지를 감별하여 가스일 경우에는 방귀를 끼게 하여 직장의 압력을 줄이게 된다. 20 mL 정도의 공기나 물을 이용하여 이 reflex를 유발할 수 있는데, 공기의 양이 많은 경우에 더욱 확실하게 오랫동안 rectoanal inhibitory reflex를 유발시킬 수 있다. 공기의 양이 적은 경우에는 내괄약근의 이완은 시키나 외괄약근의 수축은 보이지 않을 수 있으며, 온도에 의하여서도

reflex를 유발시킬 수 있다고 생각된다. 50 mL 정도의 공기로는 약 15초에서 20초 정도 동안 반응이 생기며, 본인이 무엇인지를 느끼는 것(sampling reflex)은 10초에서 30초 정도의 시간이 걸린다. 척추의 손상 중 고위의 손상인 경우, 척추마취, pudendal nerve block에는 반응이 유지되므로 주로 intrinsic nerve에 의하여 반응이 일어난다고 생각된다. 직장의 감각 손상이 있는 경우에는 이러한 반응이 잘 이루어지지 않으며, 변실금이 있는 환자에게서 더 많은 양의 공기가 있어야 rectoanal inhibitory reflex를 유발할 수 있다.

외괄약근은 pudendal nerve에 의하여 지배를 받게 되는데, 천추 2, 3, 4(sacral nerve)에서 시작된다. Pudendal nerve는 외괄약근만을 지배하며 puborectalis는 S3, 4에서 나오는 신경에 의하여 직접 지배받는다(표 2). 정상적으로는 외괄약근과 puborectalis는 수축을 하고 있으며, 이는 변 조절에 기여한다고 생각된다. 척추의 손상이 있는 경우에는 배변 시의 수의적인 조절은 불가능해지나, rectoanal reflex는 유지가 되거나 오히려 반응이 항진되며, 변비가 되는데 이로 미루어 보아서 외괄약근 역시 또 다른 신경의 지배가 있다고 생각되어 진다. 척추의 고위 손상이 있는 경우에는 외괄약근의 기능 중 수의적인 기능만이 손상을 받으며 주로 변비가 되지만, 천추부위가 망가지는 경우에는 변실금이 심화되며 항문의 모든 기능을 잃게 된다. 외괄약근을 Shafik(1985)은 세 개의 sling으로 표현하였으며, 이는 puborectalis가 앞쪽으로 붙어 있고, 외괄약근의 상부는 뒤쪽으로 외괄약근의 하부는 다시 앞쪽으로 붙어 있으면서 직장과 항문의 각도를 이루어 변 조절 기능을 가지게 된다고 설명하였다. 이 이론은 해부학적으로는 외괄약근이 구별이 잘되지 않으므로 증명을 할 수는 없으나, 기능상으로는 많은 지지를 받고 있다.

Puborectalis가 변 조절에 어떤 영향을 미치는가에 대하여서는 아직 이론이 있다. 예전에는 rec-

표 2 Changes in anorectal function in fecal incontinence

	incontinence	normal
• Maximal resting anal pressure (cmH$_2$O)	58	87
• Maximal squeeze pressure (cmH$_2$O)	120	193
• Rectoanal inhibitory reflex present (%)	31	100
• Anocutaneous reflex present (%)	47	100
• Threshold rectal sensation (mL)	42	29
• Maximum volume retained (mL)	268	<400
• Basel sigmoid pressure (cmH$_2$O)	44	27
• Motility index	680	320
• Transit markers passed in 5 days (%)	76	75
• Resting anorectal angle	123	88
• Pelvic floor descent rest (cm)	+2.2	−0.4
• Pelvic floor descent straining (cm)	+0.6	−4.3
• Anal sensation (threshold; midzone)	13.7	5.3
• Rectal empty: % passed i 1 min	75	75
• Saline infusion: volume of first leak (mL)	180	960
• Pudendal nerve terminal motor latency (ms)	2.4	2.0
• Fiber density in puborectalis	1.7	1.4

toanal angle이 변 조절에 가장 중요한 역할을 한다고 생각되어 왔으나, 근래에 들어서는 이 기능에 대하여 의심을 받고 있다. 이러한 이유로 postanal repair의 경우에 직장 항문에 영향을 미치지 못하는 경우에도 변 조절 기능이 돌아오는 경우가 있으며, 직장탈에서 시행하는 rectopexy의 경우에도 직장 항문각에 변화를 주지 못하는 경우에도 변 조절 기능에 도움을 줄 수 있다는 것을 들고 있다. 고형 물질에 대한 변 조절의 기능으로 볼 때는 직장항문각이 중요한 역할을 한다고 생각되나, 액체 변의 경우에는 외괄약근의 수축이 매우 중요한 역할을 한다고 생각된다. 특히 기침이나 재채기 등의 복압이 올라가는 경우에는 생리적으로 외괄약근과 회음부의 근육이 동시에 수축하여 복압의 상승에도 변 조절 기능을 유지한다.

직장의 감각 신경은 sacral parasympathetics에 의하여 주로 전달되지만, levator에 있는 신경에 의하여서도 전달될 수 있다고 한다. 이런 현상이 직장의 절제 후 소장을 항문에 연결하는 경우에 변 조절이 가능한 이유에 대한 설명이 된다. 변실금의 환자에서 직장의 감각이 떨어진 경우는 흔하지 않다고 하나, 이러한 환자에게는 biofeedback을 이용하여 직장의 감각능력을 훈련하며, 치료하는 경우 성과가 좋다고 한다.

항문의 감각 신경은 parasympathetic fiber를 통하여 천추 2, 3(S 2, 3)에 들어가게 되는데, anal transitional zone이 가장 중요한 역할을 한다고 생각된다. 항문의 감각이 변 조절에 어떤 영향을 미치는 지에 대하여서는 많이 알려져 있지 않다. Transitional zone을 모두 없애는 경우에 예를 들어 Whitehead operation을 시행하는 경우에도 항문의 감별 능력이 유지되며, 국소마취를 하는 경우에 항문의 감각이 저해되나 변실금이 되지는 않는다고 한다. 단독으로 항문의 감각 신경만이 손상의 경우는 거의 없으며, 변실금의 원인으로는 그리 중요하지는 않다고 생각된다.

결론적으로 변 조절을 유지하기 위하여서는 적당한 변의 점도(consistency), 직장의 감각신경, 직장의 탄력성, 정상적인 내괄약근, 외괄약근, puborectalis 근육과 이를 지배하는 말초 신경과 척수가 있어야 한다.

3. 변실금의 원인(표 3)

가장 중요한 변실금의 원인은 선천성 기형, 분만, pudendal 신경의 손상, 항문의 수술 등의 항문의 손상 및 외상, 척추의 손상 등이다. 선천적인 문제는 여기서는 다루지 않겠다.

1) 괄약근의 외상

외상의 가장 큰 이유는 치루의 수술, 삼도 이상의 분만손상, 치핵 수술 시 괄약근의 손상 등 괄약근의 손상이 제일 문제가 된다.

표 3 Classification of the causese of fecal incontinence

Normal sphincters and pelvic floor
Diarrhea: infective,
                           Inflammatory bowel disease
                           Intestinal resection
                           Metabolic (eg, diabetes mellitus)
                           Fistula, colotomy

Abnormal function of sphincters and/or pelvic floor
Partial incontinence:
                           Internal sphincter deficiency – previous surgery, rectal prolapse, Third
                           degree hemorrhoids
                           fecal impaction – the elderly, Generalized Neurological disorder
                           Minor external sphincter and pelvic and pelvic floor denervation
                           Major incontinence:
                                   Congenital anomalies of the anorectum
                           Trauma – iatrogenic, obstetric, Fractures
                                      of pelvis, Impalement
                           Complete rectal prolapse
                           Rectal carcinoma
                           Anorectal infection
                           Idiopathic (primary neurogenic fecal incontinence)
                           Drug intoxication
                           Neurological
                                   Upper motor neuron lesion;
                                           Cerebral; multiple stroke, metastases,
                                               Degenerative disorder, trauma, Multiple sclerosis
                                   Spinal: multiple sclerosis, metastasis
                                       tumor, degenerative disease
                           Lower motor neuron lesion
                                   Cauda equina (tumour or trauma)
                                   Peripheral neuropathy (diabetes)
                                   Tabes dorsalis
                                   Lumbar meningomyelocele (spina bifida)

항문 수술 중 내괄약근 절개술은 괄약근을 절개하는 수술이지만, 변실금이 생기는 경우는 거의 없다고 생각되며, 만일 생겼다면 대개의 경우는 수술 시 외괄약근에 대한 손상을 준 경우로 생각이 된다. 이외에 치열을 절제한 경우에 커다란 상처 조직을 남기거나 괄약근의 손상을 주는 경우에 변실금이 생기는데, 그 방향으로 key hole deformity가 생겨서 대변의 일부가 새어 나오게 된다(soiling). Key hole deformity란 열쇠 구멍과 같이 항문의 모양이 변하게 되는 것으로서 특히 후방이나 전방의 괄약근은 약하여서 손상이 되는 경우에 괄약근의 손상 부위에 흠이 생겨서 항문이 제대로 닫히지 않아서 가스나 액체가 조금씩 흐르는 경우가 생긴다.

치핵 수술은 일반인에게 수술 후 괄약근이 망가진다고 알려져 있어서 수술을 기피하는 이유가 된다. 하지만 실제로 치핵 수술시 괄약근이 손상되는 경우는 굉장히 적으며, anal cushion이 없어지거나 항문의 감각 신경을 지배하는 transitional zone이 없어지거나, Whitehead deformity (ectropion)가 생기는 경우에 변실금이 생길 수 있으며, 치핵의 치료로 Lord's dilatation을 시행한 경우에 많이 생길 수 있다.

치루 수술은 변실금의 중요한 원인으로 생각이 되는데, 치루는 발생 기전 상 대개의 경우에 내괄약근을 관통하게 되며, 외괄약근을 관통하는 경우도 있게 되는데, 외괄약근을 관통한 경우에 더욱 흔히 변실금이 초래될 수 있다. 치루 수술시 내괄약근만을 절개한 경우는 진정한 의미의 변실금의 생기는 경우는 적으며, 치루 수술한 부위를 통하여 약간의 오물이 내의를 너럽히는 경우가 있을 뿐이다.

외괄약근 관통형 치루의 경우에는 술 후에 내압 검사상 이상이 없더라도 saline을 항문강 내에 넣을 경우에 새는 경우가 많다고 한다. 외괄약근 관통형 치루의 경우는 저위 괄약근 관통형(low transsphincteric type)에서는 처음 수술의 경우는 괜찮지만 재수술을 하는 경우에는 괄약근을 보존하려는 노력이 필요하다. 치핵의 치료로 Lord가 제안한 8손가락을 사용하여 항문을 늘이는 항문 확장술 후에는 합병증으로 변실금이 많이 발생된다고 알려져 있다. 약 20%에서 변실금이 생기며, 장기 추적 검사에서도 영구적 변실금이 생길 수 있다고 한다. Anal dilatation은 여자 특히 아기를 많이 난 여자 등에서는 주의하여 사용하거나 사용을 금하여야 하며, 반복적인 사용을 하지 않는 것이 좋다. Anal dilatation을 시행할 경우에도 8손가락을 사용하는 Lord의 방법은 위험하다고 생각되며, 6손가락을 사용하는 방법을 사용하는 것이 바람직하다고 생각된다. Anal dilatation은 항문 강의 내압을 떨어뜨리기 위하여 사용하는데, anal dilatation을 시행한 이후에 현미경으로 관찰하면 내괄약근 뿐 아니라, 외괄약근의 일부와 골반강의 근육에도 손상을 주어 일시적이거나, 영구적인 항문강의 정지기 내압(resting tone)을 떨어뜨리게 된다.

저위 전방 절제술이나 대장 항문 문합술, 소장 항문 문합술 후에 변실금이 생길 수 있다. 대개의 경우에 수술 후에 일시적인 변실금이 생기나, 약 80% 이상에서 2년 내에 변 조절 기능이 향상되어서 사회생활하는데 문제가 없게 된다.

2) 분만 손상

분만 시 회음부의 변이가 많이 되면서 pudendal nerve가 손상을 받는 것이 제일 중요한 원인으로 생각된다. 괄약근의 손상이 동반되는 경우도 있으나 많지는 않다. 분만 후 대개의 경우에 pudendal nerve terminal motor latency가 증가하는 경향이 있으며, resting pressure와 squeeze pressure가 떨어지게 된다. 대개 두 달 정도면 회복이 되나 다산인 경우에는 회복이 되지 않는 경우도 있다. 변실금과 관련이 되는 인자는 분만횟수, 태아의 무게, 분만 시간, 겸자 사용 여부, 회음부의 열삼 유무 등이다.

여자에서 생기는 변실금의 약 60%에서 분만과 관계가 있다고 한다. Hertz에 의해 처음으로 분만이 골반 근육에 손상을 주게 되므로 변실금을 초래할 수 있다고 하였다. 삼도 이상의 회음부 손상을 볼 수 있는 것은 아니다. 분만 시 변실금이 생기는 이유는 분만 시 태아의 커다란 머리가 산도 상에 위치하고 있는 괄약근이나 신경의 손상을 유발 하는 것이 아니라, 다른 원인에 의하여 생긴다고 생각하며, 분만 시 약해진 주위 지지 조직이 원인이 되든지 과도하게 상승한 복압이 levator에 나쁜 영향을 미치므로 생길 수 있다고도 하며, 신경의 손상이 문제가 된다. 회음부 전이와 동반되는 idiopathic neurogenic incontinence의 여자 환자 경우에 대부분 분만을 한 적이 있으며, 분만 후에 변실금이 생기므로 분만이 원인이 된다고 생각할 수 있다. 정상 분만인 경우에 변실금이 생길 수 있으며, 제왕 절개한 경우는 변실금의 위험인자가 되지는 않는다. 겸자를 사용한 분만의 경우에는 pudendal nerve의 손상의 위험이 많으며, 다산, 삼도 이상의 회음부 손상이 있는 경우에는 괄약근의 이상 뿐이 아니라, 신경의 손상이 동반되며, episiotomy, epidural 마취는 직접적인 관련이 없다고 생각된다. 정상적인 여자에서도 분만시에 일시적인 pudendal nerve의 손상이 이루어지며, 대개의 경우(약 60%)에서 회복이 되지만, 회복이 되지 않는 경우에 변실금의 원인이 될 수 있다고 한다.

3) Idiopathic pelvic floor neuropathy

변실금의 원인을 찾기 위한 노력을 하더라도 정확한 원인을 찾을 수 없는 변실금의 환자가 많다. 이러한 환자를 잘 살펴보면 여자에게 많으며, 분만을 많이 한 경우가 많으며 분만 시 고생을 한 경우가 많다. 원인은 골반 근육을 지배하는 즉 외괄약근과 puborectalis를 지배하는 신경의 손상이 원인이 된다고 생각된다.

원인이 되는 기전은 분만 시 태아의 머리에 위하여 sacral 신경의 직접손상이 가능하며, perineal descent가 있으면서 이에 의하여 2차적인 traction injury를 받는다고 생각된다. 이러한 장애는 주로 외괄약근을 지배하는 신경을 망가지게 한다. 또한 pudendal nerve의 fast condution axon의 손상을 일으켜서 pudendal nerve terminal motor latency를 증가시키게 된다고 생각된다. 해부학적으로는 환자의 외괄약근에서 type I fiber가 증가하고 puborectalis에서 fiber density가 증가되게 된다.

4) Neurological disorders

신경의 손상이 동반된 경우에 변실금이 온다는 사실은 익히 잘 알려져 있다. 신경의 이상은 크게 둘로 나눌 수 있는데 상부 신경 이상(upper moter neuron disorder)과 하부 신경 이상(lower moter neuron disorder)으로 나눌 수 있게 된다. 상부와 하부 신경 이상의 경계는 sacral nucleus of Onuf로 상부를 상부 신경 이상, 하부를 하부 신경 이상으로 나누게 된다. 변 조절 기능에 관계되는 신경 조직은 대뇌의 medical aspect of hemisphere에 존재하며 이곳에 자극을 받는 경우에 변의를 느끼게 되지만, 손상이 되는 경우에 변 조절에 직접적인 문제는 생기지 않는다고 한다. 전두

엽의 하부 안쪽에 존재하는 신경 조직이 손상을 받는 경우에 변실금이 생길 수 있다고 하며 Olfactory groove나 Falx cerebi에 생긴 Meningioma의 경우에 변실금이 생기는 경우가 있다. 뇌수종이 생기는 경우에도 대뇌에서 뇌간으로 내려가는 신경 섬유의 손상이 일어나게 되어서 변실금이 생기는 경우가 있다. 상부의 이상이 있는 경우 즉 고위 척수의 손상은 둔부의 지각 신경은 마비가 되나, 항문의 resting tone은 유지가 되는 것이 보통이며 reflex defecation, 즉 항문강이나 직장에 자극을 주면 본인을 모르지만, 배변행위가 이루어지는 것이 보통이다. 상부 신경 손상의 경우에 의해서 언급한 대로 변실금이 생기기도 하지만, 대개의 경우에는 변실금보다는 변비의 증상을 가지고 있으며, 관장을 통하여 배변을 유지할 수 있다. 이들 환자는 대개는 장의 운동 능력을 유지할 수는 있으나, 종종 이완성 변비(idiopathic colonic inertia)를 가지고 있기도 한다. 하부 신경 이상이 있는 경우에는 변실금이 된다. 척수의 추간판 탈출증이 있는 경우에 방광이 늘어나고 항문의 정상적인 tone이 소실되고 둔부의 감각이 소실되고, 항문의 정상적인 반사가 소실이 되는 경우가 있다. 당뇨병 때 생기는 말초 혈관염의 경우에는 특징적인 증상이 동반되는 경우가 많다. 변실금이 지속적이지 않으며, 때때로 발생하며 액체에 대한 실금이 주로 되며 항문강의 내괄약근의 기능이 많이 떨어지지만, 외괄약근은 정상적인 경우가 많으며, 직장의 감각능력이 많이 떨어지게 된다. 치료로는 Biofeedback이 효과가 있다고 알려져 있다. 가장 흔한 하부 신경 이상은 idiopathic damage to pudendal and perineal nerve와 spondylosis에 의한 cauda equina의 손상이다.

5) Fecal impaction

주로 나이가 많은 사람들에게서 생기는 fecal impaction은 대장 항문을 전문하는 의사에게 문제가 된다기 보다는 노인을 주로 다루고 만성질환을 주로 치료하게 되는 내과이나 노인 질환 전문의에게 문제가 된다고 하겠다(표 4). 특정적인 증상은 나이가 많고, 기동이 어려운 노인이 병원에 입원하여 오랫동안 누워서 치료를 하게 되는 경우에 환자는 변비를 앓게 되고 변비가 오래된 후에 변실금을 보이며 액체성 변을 계속해서 흘리게 된다. 직장 수지 검사를 하는 경우에 딱딱한 대변이 만져지며 하제를 투여하는 경우에 설사가 더욱 심해지며 변실금이 계속된다. Fecal impaction은 흔한 질환으로 생각되며, Geboes 등에 의하면 노인병동에 입원하는 만성질환을 가진 환자들의 약 27%에서 볼 수 있다고 하여 Read에 의하면 42%가 이 질환에 이환되어 있다고 한다. Fecal impaction이 생기는 병인에 대하여서는 여러 가지 가설이 있다. Exton과 Smith에 의하면 대변이 뭉쳐서 괄약근을 물리적으로 늘어나게 하여 변실금이 생긴다고 하였으며, Schuster에 의하면 직장에 대변이 있어서 자극에 의한 반사로 괄약근이 이완된다고 하였으며, Smith는 직장의 감각 신경이 떨어져서 변실금이 생긴다고 하였으며, Bansk와 Marks는 원인으로 직장이 내용물을 내보내는 힘이 적어져서 즉 직장의 운동성이 떨어지는 데에 있다고 하였다.

나이가 많은 사람에게 생기며 다른 질환에 이환되어 있는 경우가 많으나, 환자가 열의를 가지고 치료에 참여하며 동반되어 질환이 심하지 않은 경우에는 주기적으로 일주일에 두 번 정도의 관장이나 lactulose 복용으로 3분의 2 정도에서 변 조절 기능이 돌아온다.

표 4   Fecal incontinence of geriatric patients

	Geriatric patients		
	Fecal incontinence	Fecal impaction	Controls
• Mean age (years)	80	76	77
• Fecal impaction (%)	69	100	0
• Urinary incontinence (%)	84	47	16
• Dementia (%)	59	33	16
• Mental Status score	4.5	9.7	9.8
• Other neurological disease (%)	43	53	36
• Immobile (%)	64	26	13
• Resting pressure (cmH$_2$O)	55	84	74
• Squeeze pressure (cmH$_2$O)	47	44	51
• PNTML (ms)	2.0	2.2	2.1
• RAI present (5)	53	89	82

PNTML: pudendal nerve terminal motor latency, RAI: rectoanal inhibitory reflex, From Barrett et al (1989)

6) Laxative abuse

Mineral oil을 장복하는 경우에는 대변이 무르고 쉽게 볼 수 있으므로 괄약근이 운동을 하지 않아도 되고 괄약근을 사용하지 않으므로 퇴화가 유발되어 변실금이 생길 수 있다.

7) Descending perineal syndrome

Perineal descent라고도 말하는 이 질환은 실제로 어떤 질환인지에 대하여서는 이견이 많다. 회음부 전이가 하나의 질환이라고 말하는 사람도 있으며, 검사 소견일 뿐이라고 말하는 사람들도 있다.

Perineal descent의 정의는 검사 소견으로 정하여지며, 검사하는 방법에 따라 두 가지로 나눌 수 있다. Perineometer로 측정하는 경우는 항문이 ischial tuberosity에서 약 3 cm 이상 하방에 위치하는 경우로 정하며, 배변 조영술의 경우에는 anorectal junction이 pubococcygeous line (pubis의 아래쪽과 coccyx의 끝을 연결하는 선)의 아래로 가는 경우로 정하며, 사람에 따라 조금씩 정의가 다를 수 있다. 양쪽 정의가 모두 사용되고 있으나, perineometer에 의하여 측정되는 것이 항문이 정상적으로 배변 시 짧아지게 되는데, 이를 감안하지 않게 되기 때문에 defecogram에 의한 정의에 비하여 덜 정확하다고 한다. 회음부 전이는 나이와는 관련이 없다고 생각되며 분만, 항문수술력, 직장탈과 관계가 있다.

원인은 계속되는 배변 시의 무리한 힘을 주게 되어서 외괄약근이나, puborectalis에 가는 신경에 손상을 주게 되어서 생기게 되는 것으로 생각되며, 이러한 현상이 신경의 손상을 주게 되는지 신경이 손상이 먼저 있으면서 골반근육의 약화로 회음부 전이가 생기는 것인지는 확실하지 않다. Jones에 의하면 PNTML (Pudendal Nerve Terminal Motor Latency)의 이상 정도가 perineal descent의 정도와 관계가 있다고 하며, Lubowski는 배변 시 항문이 내려가 있을 때에 PNTML (Pudendal Nerve Terminal Motor Latency)이 증가하는데, 이러한 현상이 4분 정도 지나야 회복된다고 하여서 회음부 전이가 신경 손상의 원인이라고 하였다. 허나 Jorge는 perineal descent가 PNTML (Pudendal Nerve Terminal Motor Latency)과 수치적인 연관이 없다고 하였으며, 남자의 경우에는 perineal descent가 있는 경우에 PNTML (Pudendal Nerve Terminal Motor Latency)의 변화를 볼 수가 없으나, 여자의 경우에는 이상 소견을 보이는 경우가 많다.

Idiopathic neuropathy와는 원인에서 차이가 없다고 생각되며, 회음부 전이가 동반되는 경우로 idiopathic neuropathy의 일종이라고도 생각된다. 근전도에서나 PNTML (Pudendal Nerve Terminal Motor Latency)에서 신경 손상의 소견을 보이며, idiopathic neuropathy와 구별은 불가능하다.

8) Persistent incontinence after rectopexy for rectal prolapse

직장탈의 교정 수술 시 제일 문제가 되는 것은 재발률, 합병증, 변 조절력 등이다. 직장탈 수술의 술식은 굉장히 다양하며, 이것은 아직까지 만족할 만한 시술식이 정하여지지 않았다는 점이다. 특히 변실금이 있는 경우에는 수술 후에 변실금이 계속되는 지가 관건이 된다. 대개의 경우에 직장탈 수술 후 약 3분의 2에서 변실금이 교정이 되는 경우가 많은데, 그 이유에 대하여서는 논란이 있다. 과거에는 직장 항문의 각이 수술 후에 예각이 되면서 변실금이 회복된다고 생각하기도 하였으나, 근래에 들어서 실제 Ripstein 수술이나 직장을 후복강에 붙이는 시술식의 경우에 직장 항문 각이 교정되지는 않으나, 변실금이 교정되는 경우가 많다고 한다. 탈직장으로 직장, 항문으로 가는 신경인 pudendal nerve가 당겨지면서 신경 손상이 동반되는데 동반된 신경 손상이 아직 영구적이지 않은 상태에서 직장탈을 교정함으로 변실금이 교정될 수 있다. 또한 항문과 직장이 중첩이 되어서 정상적인 감각을 가질 수 없는데, 이것이 변실금의 주요 원인으로 작용이 된 경우엔 직장탈의 교정과 동시에 중첩이 교정되므로 감각 이상을 교정할 수 있으므로 변실금이 교정이 된다. 직장탈이 되는 경우에 pudendal nerve에 신전이 생기는 뿐만이 아니라, 항문의 괄약근과 puborectalis 근육도 과도한 장력을 받게 되는데 신경은 한번 손상되면 회복이 되지 않으나, 근육의 경우에는 회복이 되어서 괄약근의 기능이 회복이 되므로 변조절이 가능할 수도 있다고 한다.

4. 변실금의 진단

1) 병력

변실금의 원인을 찾는 것이 매우 중요하며 신경 손상인 경우나, 외상의 경우에 동반된 증상이나 병력으로 원인을 알 수 있는 경우가 많다. 소변 실금과 동반되었는지 여부는 반드시 물어 보아야 하며, 동반된 경우는 pudendal nerve 이상의 장애가 있는 경우이다. 당뇨병, 신경학적 이상이 있는가, 외상이나 수술력 특히 항문수술력이 매우 중요하며, 변실금의 수치를 파악하기 위한 질문이 중요하다.

2) 이학적 검사

병력과 마찬가지로 매우 중요한 기본 검사로 반드시 신경학적인 검사를 같이 실시하는게 중요하다. 특히 knee jerk, ankle jerk, anocutaneous reflex 등은 반드시 검사하여야 한다. 직장 수지 검사역시 빼놓을 수 없는 검사로 항문의 resting tone, squeezing tone 등을 측정하여야 하며, 직장 내에대변이 딱딱하게 뭉쳐있는지(fecal impaction)를 검사하여야 한다. 직장경이나 에스상 결장경으로검사하는 것도 궤양성 대장염 등, 동반된 다른 질환이 있는지 여부를 보아야 하므로 중요하다.

3) 특수 검사

(1) 항문 내압 검사

수지 검사 등 이학적 검사로 충분히 진단할 수 있으나, 수술 전, 후의 항문기능의 비교를 위하여서는 항문 내압 검사를 하는 것이 좋다. 변실금 환자의 항문 내압 검사에서는 항문의 resting tone, squeezing tone이 떨어져 있고 High Pressure Zone이 작아져 있는 것을 볼 수 있으며, 직장의 감각능력 compliance 등이 떨어져 있기도 하다.

(2) 변 조절의 기능 검사

변실금의 정도를 알기 위한 검사로 액체에 대한 변실금이 있는지 고체에 대한 변실금이 있는지검사할 수가 있다. 환자를 변기에 앉혀 놓고 얇은 관을 통하여 직장안에 액체를 넣으면서 참을 수있는 한계를 측정한다. 정상에서는 약 1,500 cc까지 참을 수가 있으나, 변실금이 있는 경우에는 250 cc나 600 cc 정도면 액체가 항문으로 나오기 시작한다. 액체가 나오더라도 계속 액체를 넣어서 직장에 남은 액체의 양을 비교할 수도 있는데, 정상에서는 1,500 cc, 변실금에서는 500에서 1,000 cc 정도가 남아 있게 된다. 고체에 대한 변실금을 보기 위하여서는 1.3 cm 정도의 공을 항문을 통하여 직장에 넣은 후 환자를 변기에 앉게 하고는 항문 밖으로 공이 나오지 않게 하면서참을 수 있는 최대의 무게를 측정한다. 정상에서는 685~1,065 g이고, 변실금에서는 530~790 g 정도가 된다.

(3) Perineometer

회음부의 전이를 측정하기 위한 검사로 양족 ischial tuberosity에 닿은 상태에서 배변 시와 같이 힘을 주게 하면 회음부가 항문과 함께 밑으로 나오게 하여 항문이 ischial tuberosity보다 3 cm 이상 나오는 경우에 perineal descent로 진단을 할 수 있다.

(4) 근전도

변실금이 있는 환자에게 근전도를 실시하는 이유는 4가지로 표현된다. 첫째는 여러 가지 배변시기의 근육세포의 전기적 활동을 기록하기 위하여 즉 진단적 목적으로 사용된다. 둘째는 puborectalis 근육의 과긴장 여부를 보기 위한 목적으로 사용되며, 셋째는 외괄약근이나 내괄약근의 결손 부위를 근전도로 정확히 알기 위하여 실시하는 경우가 있고, 넷째는 biofeedback에 이용하여 사용하는 경우로 surface electrode를 이용하여 근육이 수축되도록 연습을 하는데 사용한다.

근전도를 시행하는데 검사하는 종목이 motor unit potential duration, fiber density, neuromuscular jitter, PNTML (Pudendal Nerve Terminal Motor Latency), transcutaneous spinal stimulation 등이 있다. 신경 손상이 있는 경우에 Motor unit potential은 duration이 증가하며, single fiber EMG에서 fiber density가 reinnervation 때문에 증가하게 된다. Neuromuscular jitter는 endplate의 이상을 알 수 있는 검사이며, transcutaneous spinal stimulation은 spinal cord의 각 부위별로 이상 여부를 알 수 있어서 병변의 위치를 spinal cord인지 cauda equina쪽에 있는지 감별할 수 있다. 이외에 cortical conduction study는 anorectal disease에서는 큰 효과는 없다.

(5) Proctography

주로 영국 쪽에서 쓰이는 검사로 150 cc 정도의 barium을 풍선 안에 넣어 직장 안에 넣고 방사선 사진을 찍는 방법으로 미국이나, 국내에서는 많이 쓰이지는 않는 것으로 생각되며, 변비나 변실금의 진단에 사용되는 방법이다. 환자가 풍선을 밀어내는 능력이 있는지 또는 참을 수 있는지를 보는 검사이다.

(6) Videoproctography

다른 말로는 videodefecogram이라고도 하며, 인공 대변을 직장 안에 넣고 대변을 보게 하는 검사로 변실금과 변비 환자에서 변 조절의 각 단계를 보는 검사로 변실금의 경우는 환자가 원하지 않는 단계에서 인공변이 조기에 빠져 나가는 것을 보게 된다. 과거에는 단순촬영을 각 단계별로 보고 이에 따라 진단을 하게 하였는데, 단계별 검사에 비하여 연속적으로 video로 촬영을 하여 연속적으로 볼 수 있어 진단적 효과가 크다.

(7) Sigmoid manometry

에스상 결장의 운동과 압력을 보는 검사로 아직까지 대중적으로 임상에서 사용이 되고 있지는 않으며, 주로 연구 목적으로 사용되고 있다. 에스상 결장에 catheter를 밀어 넣고는 3시간 이상 계속하여 압력의 변화를 측정하는 방법으로 변실금 환자의 경우에 특히 여성의 경우에 sigmoid motility index가 증가되어 있으며, peak basal sigmoid pressure가 증가되어 있는 경우가 있다. 이런 경우는 과민성 대장 증후군과 연관이 되어서 직장으로 과도한 압력이 에스상 결장으로부터 전달이 되어서 항문의 압력보다 강하게 되어서 변실금이 생긴다고 설명할 수 있다.

(8) Endorectal Ultrasound

항문을 통한 초음파는 외괄약근이나 내괄약근의 손상이 있는 경우에 정확한 위치를 알 수 있으므로 변실금의 원인이 검사로 매우 중요하다. 괄약근의 손상이 있어서 이를 수술적으로 정복하는 경우에 가장 치료 성적이 우수하므로 반드시 시행해야 할 검사이다.

5. 치료

1) 보존적 요법

변실금도 모든 치료의 원칙과 마찬가지로 원인을 알고 원인에 대한 치료를 하는 경우가 가장 효과적이고 지속적인 효과를 기대할 수 있는데 불행히도 원인을 알지 못하는 경우가 많이 있으며, 원인을 알더라도 원인이 신경 손상의 경우에는 확실한 치료법이 없다. 변실금은 정도가 아주 심하여 사회활동을 할 수 없을 정도로 심한 경우와 정도가 경하여 별로 신경을 쓰지 않아도 되는 경우가 있는데, 변 습관의 조절과 대변의 점도를 조절함으로써 심한 증상을 경도의 증상으로 바꾸어 주면 환자에게는 아주 큰 효과가 있다. 변실금이 있는 사람에서 설사를 주로 하면 변을 참을 수가 없게 되어 집 밖으로 나갈 수가 없게 되며 집에서도 반드시 기저귀를 차게 되는데, 이런 환자를 굳은 변을 보게 해주면 액체에 대한 변실금만 있는 경우에는 변실금의 증상으로부터 해방이 되며, 고체에 대한 변실금이 있는 경우에도 변을 자주 보지 않게 되므로 사회생활에 지장이 없도록 조절을 할 수 있다.

가장 중요한 사항은 설사를 일으키는 음식이나 약제를 피하는 일이다. 환자 자신이 자신에게 설사를 일으키는 음식을 알아서 피하는 것이 제일 이상적이며, 이러한 음식으로는 매운 음식과 같은 자극성이 심한 음식, 커피, 맥주, 유제품, 밀감, 오렌지 등이 대표적으로 많은 증상을 일으키는 것으로 생각이 된다. 이러한 음식조절을 시행하여도 변의 조절이 안되는 경우에는 약제를 사용하게 되는데 주로 사용되는 약제는 codeine phosphate와 loperamide이며, 1주일에 2회 정도 변을 보도록 조절을 한다. Loperamide를 사용한 사람에게는 saline retention test를 시행한 결과 환자가 saline을 참을 수 있는 능력의 상승을 보여서 internal anal sphincter tone을 증가시키는 역할도 있다고 보고된다. Bile salt는 주로 하부 회장에서 흡수가 되는데, 흡수장애가 있는 경우에 설사가 생기게 된다. 이러한 경우에는 cholestyramine이 효과가 있다.

액체에 대한 변실금이 있는 경우에는 팽창성 하제(bulking agent)를 사용하게 되면 변의 점도를 굳게 만들 수 있다. 보존적인 치료는 변실금 치료에서 가장 우선적으로 시행하여야 할 치료이며, Keighley에 의하면 수술을 기다리는 39명의 변실금 환자를 대상으로 보존적 치료를 하는 경우 6명에서 증상의 호전이 되어서 수술을 원하지 않게 되었다고 한다. 변의 조절과 같이 사용되는 방법은 직장의 청소이다. 직장을 비우게 되면 항문의 변 조절 능력에 상관이 없이 증상을 없앨 수 있다. 관장을 하거나 좌약을 사용하여 직장을 비우게 하는 것이 좋으며, 변실금의 정도가 심한 경우에는 유일한 해결책이 될 수도 있다. 외출 전에 관장을 하고 나가게 하면 사회활동을 하는데 이상이 없도록 만들 수 있다.

당뇨병 환자 등에서 보이는 직장 감각 능력의 저하로 인한 변실금인 경우에는 직장 감각을 훈련시키는 Biofeedback 치료가 효과가 좋으며, 다른 원인의 변실금에도 변 조절 기능을 훈련을 시키므로 향상시킬 수 있다.

2) Perineal exercise

Kegel이 1950년에 주장한 운동으로 변실금에서 유용한 치료로 외괄약근을 운동시키는 효과가 있다. 등으로 누워서 허리를 굽히고 머리를 앞으로 내밀어서 다리를 보도록 하고 양쪽 손을 무릎을 향하게 한 후 다시 머리를 내린다. 다시 위의 동작을 하는데 이번에는 각각 한 손씩을 반대편 무릎으로 향하게 한다.

3) 수술적 치료

변실금에 대한 수술적 치료 중 효과가 비교적 있다고 생각되는 것에는 sphincter reconstruction과 postanal repair가 있다. 그 이외의 여러 가지 술식이 제창되어 사용되고 있지만, 성적에 대하여서는 논란이 많으며 흔히 사용되지는 않고 있다.

(1) Transphincteric repair of puborectalis

Postanal repair와 같은 맥락의 술식으로 puborectalis의 근육을 당기게 하여 근육을 보강하며, 직장 항문각(redtoanal angle)을 예각으로 만들어 주어서 변실금을 치료하자는 의미의 술식이다. Postanal repair는 시야가 나쁘고 특히 puborectalis의 아래 부분의 수술에는 약점이 있어서 Posterior approach를 하여 좋은 시야를 확보하고 수술을 하겠다는 생각에서 나온 술식이다. 환자를 Jack knife position으로 하고 항문 뒤쪽에 절개를 가한 후 외괄약근의 일부를 절개하여 puborectalis를 노출시킨다. Puborectalis를 보강하는 봉합을 한 후에 절개창을 다시 봉합하는 방법으로 이론적인 장점에도 불구하고 합병증이 많다고 보고된다. 직장을 수술시 손상을 주는 경우에는 직장루가 생기며, 수술창의 감염이 빈발하며 실제로 시야가 그리 좋지 않다.

(2) Anterior & Posterior Reefing procedure

항문의 앞쪽 뒤쪽에 절개창을 만들고는 외괄약근을 봉합하여 외괄약근의 길이를 짧게 하여 전체적인 항문의 압력을 올리는 방법이다.

(3) Postanal repair

환자를 prone Jack knife position이나 lithotomy position으로 하고, 항문 3~4 cm 뒤로 curve linear incision을 넣고는 외괄약근과 내괄약근 사이를 박리하며 Waldeyer's fascia를 절개하여 충분한 시야를 얻은 후에 puborectalis을 봉합하여 Anorectal angle을 예각으로 만들며 보강하는 수술이다. 실제로는 Anorectal angle을 좁히지 못하는 경우가 많으나, 이런 환자에서도 술 후 변실금이 교정되는 경우도 있다. 변실금이 교정되는 이유로는 High Pressure Zone의 길이가 넓어지기 때문이며, 정지 시 항문압(resting anal pressure)이 상승하기 때문이라고도 하나 확실하지는 않다.

수술 후 조기 성적은 아주 우수하다고 보고되고 있으며, Browning은 74%, Keighley는 63%에서 조기 성공률을 보고하였다. 수술 후 장기성적은 Herry는 56%에서 좋은 성적을 보고하였으나 보고자에 따라 차이가 있다.

수술 합병증으로는 curve linear incision을 사용하는 경우에 항문 쪽의 상처가 수술 후에 무혈성 괴사를 하는 경우가 많은데, transverse incision을 사용하며 많은 피하조직을 같이 붙여서 피판을 만들면 피부괴사를 예방할 수 있다. 수술 후 감염성 합병증이 11%, 직장에 손상을 주게 되어서 생기는 직장루가 1.5% 정도에서 보고되고 있다고 한다.

4) Anterior levatorplasty와 External sphincter plication

Postanal repair는 앞쪽으로 수술을 하는 것이 직장류나 여자에게서 perineal body를 해부학적으로 재건을 해줄 수 있다는 생각에 시도가 되었다. Miller 등에 의하면 14명의 neurogenic incontinence를 가진 회음부 손상 환자와 16명의 idiopathic fecal incontinence를 가진 환자에게 이 수술을 시행하여 65%에서 만족할 만한 결과를 얻었다고 하나 많이 쓰이는 술식은 아니다.

5) Total pelvic floor repair

Postanal repair와 anterior levatoplasty를 같이 사용하여 수술하는 방법으로 시행하는 사람들은 Postanal repair 보다 성적이 좋다고는 하나 아직까지 널리 쓰이지는 못한다.

6) Sphincter repair

외괄약근의 이상이 있는 경우, 즉 외괄약근의 손상이 있는 경우에 외괄약근의 해부학적 정복수술을 하면 가장 좋은 성적을 얻을 수 있다. 외괄약근의 손상은 육안적으로 보이는 경우가 대부분이지만, EMG나 초음파를 통하여 객관적으로 손상의 위치나 정도를 평가할 수 있다. Browning에 의하면 97명의 외괄약근 손상에 의한 변실금 환자를 외괄약근 복원수술을 시행한 경우에 78%에서 만족할 만한 성적을 보였다고 한다. 수술시 주의하여야 할 점은 수술 후에 봉합 부위의 염증에 의한 파열과 이에 따른 계속되는 변실금, 누공, 항문협착이다. 수술시 예방적 대장 조루술은 필요하지 않으며 괄약근의 봉합시 두개의 괄약근이 겹치게 봉합하여야(overlapping repair) 수술 후 괄약근의 기능이 유지되는 율이 높으며, 괄약근의 손상되어 섬유화되어 있는 부위는 없애지 말고 이를 봉합에 사용하는 것이 유리하다. 직장 질루가 있는 경우에 수술을 시행해도 수술 후의 괄약근의 기능유지에는 커다란 문제가 없다.

7) Muscle transposition

항문 외괄약근의 심한 이상이 있는 경우나 신경의 손상이 동반이 되어 있어서 항문괄약근의 기능을 이용할 수 없는 경우에는 다른 곳의 근육을 이용하여 인공적으로 괄약근을 만들게 된다. 가장 많이 쓰이는 근육은 gracilis muscle이며, 그 외에 gluteus maximus 등이 사용되고 있다. 생체의 근육을 사용하는 원리는 근육을 위치만을 옮겨서 근육의 수축력을 유지하면서 괄약근을 만들기 때문에 괄약근의 수축을 조절하면서도 오랜 기간에 조절력을 가질 수 있으며, 인조물질에 비하여 거부반응이 없다는 장점을 이용한다. 실제 성적은 기대한 만큼 나오지 않으며, 일시적인 효과가 있는 경우가 흔하고 조절력이 없는 경우가 많으며, 시간이 가게 되면 사용된 근육이 퇴화되어서 약화되는 경우가 많다. 이를 방지하기 위하여 근래에 들어서 electrosimulated gracilis transposition을 사용하기도 한다. 아직까지 오랫동안 사용하지 않아서 그 효과에 대하여서는 미지수이다. 체내에 electrostimulator를 몸에 심어 넣고는 자석을 이용하여 이를 조절하는데 평상시에 계속적으로 이식한 gracilis를 자극하도록 만들어지며, 자석을 이용하여 자극을 중단하도록 하면 괄약근이 이완되어서 배변이 이루어진다. 수술시 인공 항문 조루술을 같이 만들어서 상처를 보호하며, 근육이 전기자극에 적용될 때가지 항문을 쉬도록 하여야 한다.

 참고문헌

1. 이동근, 정희은. 대장항문병. 대림출판사; 1997.

2. Brunton LL. Agents affecting gastrointestinal water flux and motility. In: Hardman JG, ed. Goodman & Gilman's The Pharmacological basis of therapeutics. 9th ed. NY: McGraw-Hill; 1996. p917-36.

3. Lederle FA, Busch DL, Mattox KM, et al. Cost-effective treatment of constipation in the elderly: a randomized doubleblind comparison of sorbitol and lactulose. Am J Med 1990;89:597-601.

4. Smith MB, Chang EB. Antidiarrheals and cathartics. In.: Wolfe MM. Gastrointestinal pharmacotherapy. 1st ed. Philadelphia: WB Saunders; 1993. p139-56.

5. Wald A. Evaluation and management of constipation. Clinical perspec-tives in gastroenterology 1988;13:21-2.

6. Barrett JA, Brocklehurst JC. Kiff ES, Ferguson G, Faragher EB. Anal function in geriatric patients with faecal incontinence. Gut 1989;30:1244-51.

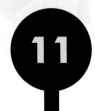

11 낙상 – 노인증후군
Fall - Geriatric Syndromes

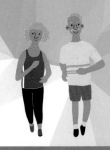

유형준(한림의대 내분비내과)

낙상(fall, 전도)은 어떤 원인(들)에 의해 자세 통제 능력이 흐트러져 신체의 정상 위치에서 의지와 다르게 벗어나 발바닥 이외의 신체 일부가 땅바닥과 닿는 것이다.

매년 65세 이상 노인의 1/3, 80세 이상의 노인 1/2에서 낙상이 발생한다. 이중 절반은 낙상의 과거력이 있다. 급성기 입원 노인 환자에선 1/5 이상에서 발생한다. 낙상 노인의 5%에서 골절이 동반되고, 이중 1~5%에서 고관절 골절, 심한 연부조직 손상(혈종, 탈구, 뇌출혈)이 동반된다. 외상이 없는 경우라도 50%에서 와상상태, 폐렴, 불안감, 우울 등이 다발한다(그림 1).

노화는 항상성(항상성의 예비능)을 저하시킨다. 이에 따라 기관기능의 감소가 생기고 여기에 여러 위험인자들과 만성질환 등에 의해 질병다발성(multiple pathology), 다약물복용(polypharmacy)이 보태어져 질병의 표현이 비전 형적이 된다. 아울러 의학적 요인 이외에도 노인의 4重苦[질병, 가난, 역할 상실, 우울과 소외]로 요약되는 경제적, 사회적, 심리적 이유들로 인해 그 복잡성이 증폭되어 각각의 질병과 질병 발현의 연관이 대단히 약하고 표출 양상이 애매모호 복잡하다. 이러한 까닭에, 현재의 질병분류, 진단, 치료 및 예방 체계로는 그 실마리를 풀기가 쉽지 않은 것이 사실이다. 이에 대한 해법으로 주목을 받고 있는 것이 노인병의 표현 특성인 기능 쇠퇴를 포함한 노인증후군이다.

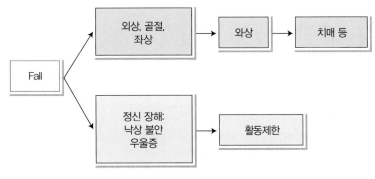

그림 1 낙상의 합병증과 후유증

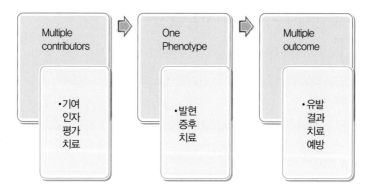

그림 2 노인증후군의 'mom'

이질적 요소들과 다양한 특성의 혼합인 노인증후군은 몇 가지 공통 소견을 보인다. 노인, 특히 노약한 노인에서 유병률이 높고, 다발성 원인의 병태기전이 상호 영향을 끼쳐 대개 단일 증상을 발현시키고, 기능장애[disability]를 초래하여 삶의 질에 상당한 충격을 준다.

필자는 노인증후군의 발병 진행 결과 발현 치료 예방을 'multiple contributors—one phenotype—multiple adverse outcome'으로 정리 축약하여 그 첫 글자를 따 'mom'이라 제시한 바 있다(그림 2). 바로 'mom'에 바탕하여 노인증후군 치료 접근이 '기여 인자(위험인자, 병발질환) 평가 확인 및 치료', '발현 노인증후군의 치료', '유발되었거나 될 결과에 대한 치료 및 예방'하는 임상 실제적 개념이라 여긴다.

낙상은 앞서 기술한 바와 같이 유병률이 높고, 다양한 원인에 의해 발생하여 기능과 생활의 질에 위축과 피해를 야기한다. 즉, 낙상은 바로 노인증후군의 특성을 오롯이 나타낸다. 병인에서 진행 발현과 후유 합병에 걸친 전반적 관점과 실행에서 진단하고 치료하고 예방해야 한다는 점 역시 노인증후군의 특질을 품고 있다.

결론적으로, 낙상은 노인병의 가장 특성적 표현인 노인증후군의 중요한 하나로서 노인의학 본디의 이론과 실제가 총합하여야 평가되고 치료 예방할 수 있다.

 참고문헌

1. 유형준. Geriatric syndromes: a core geriatric concept. 노인병 2009;13:15-9.
2. 유형준. 노년기 질환의 특징 노인증후군. 대한내과학회지 2009;77:1073-6.
3. 유형준. 노인병이란 무엇인가? 다시 한 번 생각한다. 노인병 2008;12:61-7.
4. 유형준. 노인병학 개론 In: 노인병학 제 2판, 대한노인병학회, 2005; pp.22-25.
5. 유형준. 노인증후군이란? 노인병 2010;14:81-6.
6. 유형준. 제1장 노인 환자의 특징. pp.67-72 In: 노인의학, 서울: 서울대학교출판부; 1998.

7. 유형준. 노인의 낙상. pp.1699-702. In: 정형외과학 제7판, 대한정형외과학회, 최신의학사, 서울, 2013.

8. Cruz Jentoft AJ, Landi F, Topinkova E, Michel JP. Understanding sarcopenia as a geriatric syndrome. Curr Opin Clin Nutr Metab Care 2010;13:1-7.

9. Eleazer GP, McRae, Knebl J. Core competencies for the care of older patients: recommendations of American Geriatrics Society. Acad Med 2000;75;252-5.

10. Elsawy B, Hiqqins KE. The geriatric assessment. Am Fam Physician 2011;83:48-56.

11. Goodwin JS. Geriatrics and the limits of modern medicine. NEJM 1999;340:1283-5.

12. Hanley A, Silke C, Murphy J. Community based health efforts for the prevention of falls in the elderly. Clinical Investigation in Aging 2011;6:19-25.

13. Inouye SK, Studenski S, Tinnetti ME, Kuchel GA. Geriatric syndromes: clinical, research and policy implications of core geriatric concept. 2007;55:780-91.

14. Kubo H, Nakayama K, Ebihara S, Sasaki H. Medical treatment and cares for geriatric syndrome: New strategies learned from frail elderly. Tohoku J Exp Med 2005;205:205-14.

15. Kudo H, Watanabe M, Kodama H, Izumo Y, Sasaki H. A new approach for geriatric syndrome. 日本老年 醫學會雜誌 2008;45:18-21.

16. Phelan EA, Vig EK, Abrass IB. Some considerations regarding geriatric syndromes. Annals of Internal Medicine 2001;135:1095.

17. Rikkert MGM, Rigad AS, van Hoeyweghen, de Graaf J. Geriatric syndromes. medical misnomer or progress in geriatrics? The Netherlands Journal of Medicine 2003;61:83-7.

18. Rubenstein LZ. Falls in older people: epidemiology, risk factors and strategies for prevention. Age and Ageing 2006;35S2:ii37-ii41.

19. Toba K, et al. How to treat for the geriatric syndrome. 1st ed. Japan: Medical View Co.; 2005.

12 낙상 – 예방과 중재
Fall –Prevention and Intervention

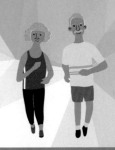

김은주(국립재활병원 재활의학과)

낙상은 다양하고 복합적인 원인으로 발생되므로 의학적 관리, 운동, 약물관리, 행동 및 환경적 수정 등이 포함된 다인적(multifactorial) 낙상중재프로그램이 필요하다. 즉, 평가를 통해 낙상에 대한 원인인자들을 밝혀내고 이에 따라 각 개인별로 필요한 낙상 예방을 위한 중재안이 제시되어야 하며, 제시된 낙상 예방 중재방법에 대한 지속적인 평가 및 추적관찰을 통해 중재의 효과에 대한 평가가 이루어지는 것이 중요하다.

2011년 미국노인의학회와 영국노인의학회에서 제안한 낙상예방을 위한 가이드라인 중 예방 및 중재안을 살펴보면 다음과 같다.

노인을 진료하는 의사는 매년 1회 이상 노인의 낙상에 대해 관심을 가져야 하며, 지난 1년 동안 1회 이상 낙상을 경험한 노인은 낙상의 위험인자들에 대한 선별검사나 균형평가를 고려되어야 한다. 균형검사나 선별검사에서 낙상의 위험이 높다고 평가된 노인은 보다 포괄적인 낙상 평가가 필요하다.

1. 지역사회 거주 노인

*다인적 낙상위험 요소들에 대한 다인적 중재 필요(근거수준 I, 권고수준 A)

다인적 중재에 포함되는 요소들을 살펴보면 크게 운동 및 신체활동, 의학적 평가 및 중재, 약물조절, 환경중재, 교육으로 나누어 볼 수 있다. 특히 환경을 적절히 개선하고 균형, 이동, 근력 및 보행에 대한 훈련을 시행하며 약물을 최소화하며, 시력저하, 기립성 저혈압, 다른 심혈관계 문제들을 적절히 치료하는 것에 관심을 기울이는 것이 효율적이다.

1) 운동 및 신체활동

근력, 균형, 보행훈련이 포함된 운동 프로그램이 다인적 중재의 일부로 포함되어야 한다. 점진적으로 단계를 높여 난이도가 있는 운동 프로그램을 규칙적으로 시행하며 이는 개별적인 노인 건강

상태를 고려하여 처방되는 것을 권고한다(근거수준 I, 권고수준 A).

2) 의학적 평가 및 중재

기립성 저혈압은 낙상의 위험인자로 주로 탈수, 약물복용, 자율신경병증 등이 원인이 되는 경우가 많으므로 다인적 중재의 일부로 기립성 저혈압을 조절할 수 있는 의학적 중재가 필요하며, 반복적으로 낙상을 경험한 심장억제 경동맥동 과민증(cardioinhibitory carotid sinus hypersensitivity) 노인에게는 심장박동조율기를 권고한다(근거수준 II, 권고수준 B). 또한 비타민 D가 부족한 노인에게는 적어도 매일 800 IU 이상의 비타민 D를 제공하는 것을 권고한다(근거수준 I, 권고수준 A).

3) 약물 최소화

약물복용은 낙상의 위험과 연관성이 있으며, 특히 정신에 영향을 미치는 약물복용과 약물 갯수가 많은 경우 더 잦은 낙상을 초래한다. 그러므로 정신작용제(psychoactive medication) 및 복용약물의 전체 수를 감독하에 점진적이고 최소화하며, 이러한 약물 재검토와 수정은 다인적 중재의 일부로 수행되는 것을 권고한다(근거수준 II, 권고수준 B).

4) 환경중재

환경 위험요소에는 위험물건 뿐만 아니라, 위험상황을 포함하며 낙상의 위험군 및 낙상의 기왕력을 가진 노인은 전문가를 통해 환경검토 및 환경 위험요소 개선이 제공되어져야 한다(근거수준 I, 권고수준 A).

5) 교육

노인 및 보호자 교육은 낙상중재에 중요한 부분이지만 근거는 다소 약하며, 다인적 중재의 일부로 고려해 볼 수 있다(근거수준 III, 권고수준 C).

6) 시력

노화에 따른 시력변화는 낙상에 영향을 미치게 되며, 교정이 가능한 시력의 문제(백내장 등)는 치료되어져야 하지만, 다인적 낙상방지 중재에 시력교정을 포함시킬지 여부에 대한 증거는 부족하다(근거수준 IV, 권고수준 D).

7) 발과 신발

발 문제는 노인에 흔히 동반되며 균형 및 검사 수행능력 저하를 유발할 수 있으므로 노인낙상 예방방법 중 하나로 신발과 발 문제 평가가 고려될 수 있다(근거수준 IV, 권고수준 D).

2. 장기요양시설 노인

지역사회거주 노인과 달리 다인적 낙상중재 방법에 대한 근거가 미비하며, 운동 역시 근거는 약하지만 낙상중재방법으로 고려되어질 필요가 있다(근거수준 III, 권고수준 C). 또한, 비타민 D가 부족한 노인에게 적어도 매일 800 IU 이상의 비타민 D를 제공하는 것을 권고한다(근거수준 I, 권고수준 A).

3. 맺는말

노인에 있어서 낙상은 대부분 우연한 사고라기 보다 다양한 내재성, 외재성 원인의 결과일 수 있음을 인지하면서 위험요인들을 평가하고 규명하여 그 요인에 대한 실질적인 중재를 실시하는 것이 중요하겠다. 특히, 다인적 낙상위험 요소들에 대한 다인적 중재 프로그램을 통해 낙상위험인자 제거, 위험한 활동의 감소, 노인 상태에 맞는 운동 등 개개인에 필요한 중재프로그램이 제공되어져야 하겠다. 또한, 외국과 마찬가지로 우리나라에서도 좀 더 폭넓게 잘 디자인 된 연구들을 기반으로 하면서 전문가들의 심도 있는 논의를 통한 합의점을 도출하는 노인들에 대한 낙상 예방을 위한 노력 또한 진행되고 있으므로 추후 낙상 예방 및 중재에 대한 발전적 방안이 도출될 것으로 생각한다.

 참고문헌

1. 지역사회 노인들의 낙상예방을 위한 가이드라인. 대한노인재활의학회 추계학술대회. 2011. pp108-20.
2. American Geriatrics Society and British Geriatrics Society. Summary of the updated American Geriatrics Society/British Geriatrics Society Clinical Practice Guideline for Prevention of Falls in Older Persons. J Am Geriatr Soc 2011;59:148-57.
3. Fall Prevention Strategies I, II, III. 대한재활의학회 추계학술대회. 2011. pp6-22.

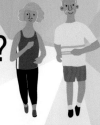

13

어지럼증과 실신은 노인증후군인가?
Are Dizziness and Fainting Part of Geriatric Syndromes?

윤종률(한림의대 가정의학과)

1. 노인증후군 개념 정의

노인에게 나타나는 어떤 특정 증상을 노인증후군으로 볼 수 있는지 없는지 결정하기 위해서는 먼저 노인증후군을 어떻게 정의하느냐가 핵심 요소일 것이다.

'노인증후군(geriatric syndrome)'은 노인병 의사들이 가장 흔히 사용하는 용어 중의 하나이다. 보편적으로 동의하고 있는 노인증후군의 개념은 '노인에게 질병이나 건강문제가 발생하였을 때 공통적으로 흔히 나타나는 임상 증상'을 일컫는다. 여기에는 섬망, 낙상, 요실금, 노쇠 등이 주로 포함되고 있으며, 이들은 고령의 노인들이 매우 흔히 호소하는 증상이면서 그 근저에는 노인들의 건강을 위협하는 주요한 질병이 숨겨져 있고, 적절하고 신속한 중재가 이루어지지 못한다면 기능저하가 유발되어 입원, 요양원 입소, 사망 등의 원인이 되는 경우가 많다.

Tinetti 등이 '다양한 건강관련 요인들이 축적되고 상호작용하면서 신체 내 여러 기관들의 기능을 손상시킴에 따라 노인을 외부환경 변화 대응에 취약하게 만드는 현상'을 노인증후군이라고 일컬은 이후에도(JAMA 1995; 273:1348-1353), 과연 어떤 임상 증상들을 노인증후군의 범주에 포함시킬 것인지에 대한 개념 정의는 아직까지도 명확하지 않다. 이에 대한 다양한 연구들 중에서도 가장 심도 있고 타당하다고 인정된 연구는 2007년 미국노인병학회의 특별 연구과제로 수행되어 발표된 Inouye 등의 연구 보고서이다(J Am Geriatr Soc 55:780-791, 2007).

이 연구에서는 대부분의 노인의학자들이 인정하고 있는 다섯 가지 노인증후군(압창, 요실금, 낙상, 기능저하, 섬망)에 대한 광범위한 문헌고찰을 통하여 공통적인 기본 위험요인으로 고령, 인지기능저하, 기능손상, 이동능력 저하의 4가지를 제시한 바 있다. 또한 이 연구의 가장 빛나는 업적은 노인증후군의 발생기전을 '다발적 요인의 상호작용성 집중모형'(interactive concentric model)으로 제시하고 설명하였다는 데 있다고 할 수 있다. 이것은 우리가 '노인증후군'이라는 용어를 임상에서 적용할 때 포함하는 세가지 주요 함의, 즉 (1) 노인증후군의 발생에는 다양한 요인과 다양한 기관계의 기능장애가 관여한다는 것, (2) 원인 요소를 확인하기 위해 적용하는 진단 방법들이 때로는 비효과적이거나 시간과 비용을 많이 소모하거나 위험하기까지 하다는 것, (3) 비록 분명한 진단이나 원인 확인을 못한 경우에라도 임상증상들에 대한 치료적 대응이 효과를 나타낼 수 있다는 것에 큰 힘을 실어주기 때문이다.

2. 어지럼증과 실신(Dizziness and fainting)은 노인증후군인가?

어지럼증은 병원을 방문하는 노인들이 호소하는 가장 흔한 증상 중의 하나임은 틀림없는 사실이며, 그 비특이적인 양상과 진단 및 치료의 어려움 때문에 임상의사들이 대처하기 어려워하는 문제이기도 하다. 상당수의 과거 연구 문헌들은 노인에서 나타나는 어지럼증이 특정하고 분명한 질병들의 증상이라고 보고하고 있다. 예를 들면, 어지럼증을 호소하는 노인들의 4~71%는 말초 전정 신경질환이 원인이고, 6~70%는 뇌혈관질환에 의한 것이며, 2~15%는 기립성 저혈압에 기인한다는 것이다. 이런 점에서 보면 어지럼증을 노인증후군으로 포함시키는 것은 문제가 있을 수 있다.

그럼에도 불구하고 대부분의 노인 어지럼증은 다양한 원인에 의한 증상임이 분명하다. 앞의 연구들도 종합해 보면 대부분의 노인 어지럼증은 다양한 원인 요소가 관여한다는 것을 확인할 수 있어서, 어지럼증을 어떤 특정 질환의 특이 증상으로 취급하는 것은 임상적으로 잘못된 접근법이라는 것을 알 수 있다.

실제로 지역사회를 대상으로 시행한 한 연구에서 어지럼증은 7개의 위험요인 즉, 불안증, 우울증상, 청력저하, 보행과 균형능력의 저하, 기립성 저혈압, 과거 심근경색, 5가지 이상의 투약 등과 밀접한 연관이 있음이 밝혀진 바 있다(Tinetti et al. Ann Intern Med 2000;132:337-344).

그 외에도 어지럼증을 호소하는 노인에게는 우울증, 백내장, 보행균형 장애, 당뇨병, 기립성 저혈압, 심질환, 다약제복용 등이 독립적 위험요인으로 작용하며 이들 위험요인들이 많으면 많을수록 어지럼증을 호소할 가능성이 증가한다는 것도 확인되어 있다(Kao, et al. JAGS 49:72-75, 2001).

또한, 노인에서 어지럼증과 실신은 낙상을 유발하는 가장 흔한 원인증상이기도 하며, 이런 증상을 가진 노인들은 낙상에 대한 두려움 때문에 집밖 외출을 스스로 제한하는 경향이 높아 이동능력 저하의 근본 원인이 되기도 한다.

따라서 어지럼증과 실신은 대표적인 노인증후군인 낙상과 동등한 위험요인(equivalent to fall)으로 간주하는 것이 바람직하며, 노인에게 매우 흔하고 매우 다양한 요인들이 그 원인으로 작용한다는 점, 원인 확인 이전이라도 다양한 중재 방안을 통하여 효과적인 관리가 가능하다는 점 등으로 고려하면 노인증후군의 하나로 취급하는 것이 적절하다.

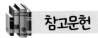
참고문헌

1. Olde Rikkert MG, Rigaud AS, van Hoeyweghen RJ, et al. Geriatric syndromes: Medical misnomer or progress in geriatrics? Neth J Med 2003;61:83–7.

2. Inouye SK, Studenski S, Tinetti ME, Kuchel GA. Geriatric Syndromes: Clinical, Research, and Policy Implications of a Core Geriatric Concept. J Am Geriatr Soc 2007;55:780–91.

3. Sloane PD, Dallara J, Roach C, Bailey KE, Mitchell M, McNutt R. Management of dizziness in primary care. J Am Board Fam Pract 1994;7:1–8.

4. Tinetti ME, Williams CS, Gill TM. Dizziness among older adults: a possible geriatric syndrome. Ann Intern Med 2000;132:337–44.

5. Tinetti ME, Inouye SK, Gill TM, Doucette JT. Shared risk factors for falls, incontinence, and functional dependence. Unifying the approach to geriatric syndromes. JAMA 1995;273:1348–53.

6. Kao AC, Nanda A, Williams CS, Tinetti ME. Validation of dizziness as a possible geriatric syndrome. J Am Geriatr Soc 2001;49:72–5.

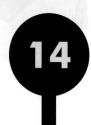
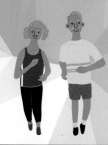

14 기능저하는 노인증후군인가?
Is Functional Decline Geriatric Syndromes?

김은주(국립재활병원 재활의학과)

1. 서론

노인증후군(geriatric syndrome)은 노인에서 흔히 보이는 건강상태로 그 원인이 다양하고 삶의 질 및 장애(disability)에 중요한 영향을 미친다. 또한 다수의 장기(organ)를 포함한 다수의 위험요인이 노인증후군 발생에 영향을 미친다. 이처럼 명확한 질병분류 범주에 맞지 않는 다수의 원인들(multiple etiological factors)과 발병경로(pathogenetic pathway)의 상호작용을 통해 단일화된 현상(unified manifestation)으로 나타나게 된다. 또한 노인증후군은 노인들의 일상생활동작의 독립성 저하 및 보행장애와 같은 기능의존성(functional dependency)과 밀접한 연관성이 있게 된다. 노인 인구의 증가와 함께 기대수명 특히, 건강수명(active life expectancy)에 대한 관심과 함께 기능유지는 매우 중요한 관계를 가지고 있다고 할 수 있다. 이에 기능저하(functional decline)와 노인증후군에 대해 고찰함으로써 앞으로 나아가야 할 방향을 논의하고자 한다.

2. 본론

기능저하(functional decline)는 노인의학에서 접하는 가장 흔한 임상증상 중 하나이다. 비특이적, 비전형적 증상 표현과 함께 신체적, 정신적, 사회기능적 현상으로 나타나게 되며 급성 또는 아급성으로 분류될 수 있다.

급성(acute) 기능저하는 수 일간에 발생하게 되며, 주로 3가지의 원인을 고려할 수 있다. 뇌졸중, 감염과 같은 질병발생, 만성질환(당뇨병, 간부전, 신부전 등)의 악화, 심리 또는 사회적 위기(배우자 사별 등)로 주로 응급실을 통해 입원하게 되며, 예후는 기저질환에 따라 다르지만 지연되지 않고 적절히 평가되고 치료가 제공된다면 예후에 긍정적 영향을 미칠 수 있다. 반면에, 아급성(subacute) 기능저하는 기능저하가 서서히 진행되는 것으로, 알고 있는 만성질환(파킨슨병, 만성신부전 등)의 악화 또는 새로운 질병 발현(암, 갑상선기능저하증 등), 정신질환(우울증 등)에 기인될 수 있다. 이러한 기능저하는 정기적으로 노인의 기능 자율성에 대해 총체적으로 검진하지 않는다면 발견하기 쉽지 않을 수 있으며, 주로 외래를 통해 원인 질환을 진단받게 된다. 예후는 급성 기능저하에 비해 정하기 어려우며, 기능저하를 최소화하기 위한 재활치료 중재는 필수적이다.

이처럼 노인에서는 질병이 기능저하로 발현되는 경우가 흔하며, 의학적 요인 이외에도 경제적, 사회적, 심리적 이유들로 인해 기능저하가 증폭된다. 그렇기 때문에 기왕의 의학적 진단과 함께 기능(function)에 대한 적절한 평가가 필요하겠으며, 이에는 다양한 영역의 기능 평가가 포함되어야 하겠다. WHO 분류에 따르면 'personal care and dexterity', 'behavior', 'locomotor', 'communication' 기능이 고려되어야 하는데, 이를 위해서 일상생활동작수행 능력(ADL, IADL), 가동성(mobility), 의사소통(communication), 정신기능(mental function)에 대한 포괄적 평가 및 중재가 필요할 것으로 판단된다.

지금까지의 기능저하의 임상 증상 및 원인, 평가 및 중재에 대한 고찰과 함께 노인증후군과의 관계를 살펴보기 위해서는 근거중심접근이 필요할 것으로 생각된다. 즉, 위험요인 파악과 함께 위험인자 조절 중재의 효과 및 효율성에 대한 대규모 무작위 연구 기반이 필요하지만, 아직까지 낙상, 섬망, 요실금을 제외한 노인증후군으로 명명되고 있는 임상 증상들은 충분한 근거가 부족한 실정이다.

기능저하 관련 연구들은 주로 관련 위험요인에 관한 연구 결과로, 적어도 두 연구에서 공통적으로 제시된 위험요인을 살펴보면 고령, 낙상기왕력, 신체 및 인지기능저하, 입원, 우울, 시력저하, 당뇨병 등으로 이미 노인증후군으로 많은 합의가 이루어진 낙상, 섬망, 요실금과 위험요인이 공유되는 것은 고령, 신체 및 인지기능저하가 해당되었다. 또한 노인증후군 치료는 노인증후군의 확인과 평가에서 시작되며 치료목표는 노인증후군의 악화 예방, 성공적인 노화라는 측면에서 앞서 고찰한 기능저하와 많은 부분에서 공통점이 있다고 볼 수 있겠지만, 추후 근거중심접근을 위한 전향적 연구가 필요할 것으로 생각된다.

3. 맺는말

기능 유지는 노인병 진료에 있어 중심이므로 노인의 기능유지를 위해 치료 가능한 문제를 확인하여 적절히 치료하는 것과 함께 기능의 극대화를 위한 노력이 필요하겠으며, 또한 노인증후군의 개념을 통해 노인에게 흔한 건강문제 인식, 이에 대한 위험요인 평가와 함께 적절한 치료 및 관리에 대한 임상적 근거제시가 추후 필요하겠기에 좀 더 근거중심접근법을 통한 노인증후군에 대한 체계화된 연구가 필요할 것으로 생각된다.

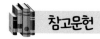 **참고문헌**

1. 유형준. 노년기 질환의 특징-노인증후군. 대한내과학회지 2009;77:1073-6.

2. Inouye KS, et al. Geriatric syndrome: clinical, research and policy implications of core geriatric concept. J Am Geriatr Soc 2007;5:780-91.

3. Lee PG, et al. The co-occurrence of chronic diseases and geriatric syndromes: The health and retirement study. J Am Geriatr Soc 2009;57:511-6.

4. Olde Rikkert, et al. Geriatric syndrome: medical misnomer or progress in geriatrics? 2003;61:83-7.

5. Tinetti ME, et al. Shared risk factors for falls, incontinence, and functional decline: Unifying the approach to geriatrics syndrome. JAMA 1995;273:1348-53.

15 식욕부진은 노인증후군이다
Anorexia is Geriatric Syndromes

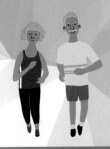

유형준(한림의대 내분비내과)

노화에 따라 노인에선 기관기능의 감소가 생기고 질병다발성(multiple pathology), 다약물복용(polypharmacy) 등에 의해 그 표현이 비전형적이 된다. 이러한 까닭에, 현재의 질병분류, 진단, 치료 및 예방 체계로는 그 실마리를 풀기가 쉽지 않다. 이에 대한 해법으로 주목을 받고 있는 것이 노인병의 표현 특성인 기능쇠퇴를 포함한 노인증후군이다.

노인증후군(Geriatric Syndrome)은 고전적 증후군과 달리 다발성 원인의 병태기전이 상호 영향을 끼쳐 대개 단일 증상을 발현한다. 좀 더 풀어서 설명하면, 노인증후군은 '노인(특히 노쇠노인)에서 잦고 삶의 질에 충격을 주며 실제로 무능(disability)하고 다발적 원인이 관여하는 소견'을 보이면서 딱히 기존의 질병 범주에 넣기 어려운 상태들을 일컫는다. 이러한 점을 감안하여 노인증후군을 '노인에서 여러 장기의 장해가 축적되어 상황도전(situational challenge)에 취약한 다발 원인적 건강상태'라고 정의하기도 한다. 이는 여러 원인들이 관여하여 하나의 소견으로 드러난다는 점에 비중을 두고 있다. 이러한 까닭에 '노인증후군'이란 용어 대신에 'final common pathway' 혹은 'end product'로 칭하자는 이들도 있다.

노인증후군은 몇 가지 공통 소견을 보인다. 첫째, 노인, 특히 노약한 노인에서 유병률이 높다. 둘째, 여러 원인[multifactorial]이 하나의 증상 징후를 드러낸다[one phenotype]. 노인증후군간에 병인들이 서로 많이 겹친다[shared risk factors]. 셋째, 노인증후군은 다양한 의학적 문제와 후발증을 초래하고, 기능에 상당한 충격을 주며, 삶의 질에 영향을 준다.

① 유병률이 높다. 통상 개발도상국 어르신은 장기요양노인환자의 경우 85%, 입원노인환자 40%, 자택거주 노인 15% 정도가 영양결핍을 겪는 것으로 보고되고 있지만 일정한 진단 기준이 없어 유병률 파악은 쉽지 않다. 65~80세의 60% 이상에서 80세 이상 노인의 80%에서 후각이 현저히 감퇴한다는 Doty 등의 연구보고는 식욕부진의 유병률이 더 높을 수 있음을 제시한다.

② 노인의 식욕부진은 아래와 같이 의학적 이유뿐 아니라 사회적 이유도 중요한 몫을 차지하고 있다. 물론 후각과 미각의 감소, 포만의 감소, 사이토카인 활성의 증가, 위장기능의 변화, 호

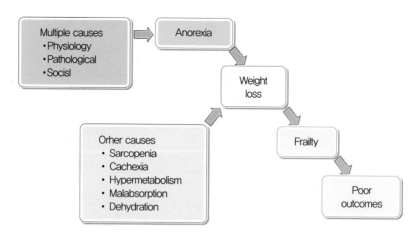

그림 1 식욕부진이 노인증후군인 까닭(Morley JE, 2012, modified by Yoo HJ)

르몬 요인(opioids, testosterone, ghrelin, NPY, CCK, leptin, PYY emd) 등의 생리적 노화도 원인이다.

- 사회적 원인: 격리, 경제적 곤란
- 신체적 원인: 생리적 정상 변화(기초대사율 감소, 미각 후각 감소), 비정상적 변화(능력 감소—뇌졸중, 파킨슨병, 저작곤란/식사 곤란—만성폐쇄성호흡기질환, 복부angina, 변비, 암, 심근병증/영양 결핍—아연), 정신 사회적 원인(우울, 인식력 손상, 알코올 중독), 기타(약물, 식욕 감퇴, 포만감 증대)

③ 노인증후군의 발병—진행—결과발현을 'multiple contributors—one phenotype—multiple adverse outcome'으로 정리 축약하여 그 첫 글자를 따 'mom'이라 필자는 소개한 바 있다. 예를 들어 다양한 원인에 의해 발병한 식욕부진은 영양불량과 대사율—활동 감소를 유발하여 결국 근감소증을 초래한다. 이는 곧 기능 장애, 삶의 질 저하로 이어진다. Morley의 의견 역시 식욕부진이 노인증후군임을 강화한다(그림 1).

이상과 같이 식욕부진은 유병률이 높고, 복수의 공통 원인에 의해 발생하여 기능과 생활의 질에 감퇴와 저하를 초래한다. 바로 식욕부진은 노인증후군으로서의 특징을 유의하게 지니고 있다. 따라서 노인 식욕부진은 노인의학만이 갖고 있는 이론과 실제에 바탕하여 진단하고 치료하고 또한 예방해야 할 노인병의 가장 특성적 발현인 노인증후군의 하나로 인식되어야 한다.

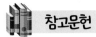
참고문헌

1. 유형준. Geriatric syndromes: a core geriatric concept. 노인병 2009;13:15-9.

2. 유형준. 노년기 질환의 특징-노인증후군 대한내과학회지 2009;77:1073-6.

3. 유형준. 노인 질환에서 영양 문제. 한국영양학회지 1994;6:666-74.

4. 유형준. 노인병이란 무엇인가?-다시 한 번 생각한다. 노인병 2008;12:61-7.

5. 유형준. 노인병학 개론. pp.22-25 In: 노인병학 제2판, 대한노인병학회(대표저자 유형준). 서울: 의학출판사; 2005.

6. 유형준. 노인증후군이란? 노인병 2010;14:81-8.

7. 유형준. 제1장 노인 환자의 특징. pp. 67-72 In: 노인의학. 서울: 서울대학교출판부; 1998.

8. Champion A. Anorexia of aging. Annals of Long-Term Care: Clinical Care and Aging 2011;19:18-24.

9. Chapman IM. The anorexia of aging. Clin Geriatr Med 2007;23:735-56.

10. Doty RL, Shaman P, Applebaum SL, Giberson R, Siksorski L, Rosenberg L. Smell identification ability: changes with age. Science 1984;226:1441-3.

11. Ferrucci L, Studenski S. Chapter 72. Clinical problems of aging. In: Harrison's Principles of Internal Medicine 18th ed. USA: Mc Graw-Hil; 2011.

12. Inouye SK, Studenski S, Tinnetti ME, Kuchel GA. Geriatric syndromes: clinical, research and policy implications of core geriatric concept. 2007;55:780-91.

13. Kubo H, Nakayama K, Ebihara S, Sasaki H. Medical treatment and cares for geriatric syndrome: New strategies learned from frail elderly. Tohoku J Exp Med 2005;205:205-14.

14. Kudo H, Watanabe M, Kodama H, Izumo Y, Sasaki H. A new approach for geriatric syndrome. 日本老年醫學會雜誌 2008;45:18-21.

15. Morley JE. Anorexia of aging: a true geriatric syndrome. The Journal of Nutrition, Health & Aging 2012;16:422-5.

16. Phelan EA, Vig EK, Abrass IB. Some considerations regarding geriatric syndromes. Annals of Internal Medicine 2001;135:1095.

17. Rikkert MGM, Rigad A-S, van Hoeyweghen, de Graaf J. Geriatric syndromes. medical misnomer or progress in geriatrics? The Netherlands Journal of Medicine 2003;61:83-7.

18. Toba K, et al. How to treat for the geriatric syndrome. 1st ed. Japan: Medical View Co.; 2005.

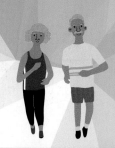

16 식욕의 노화
Aging of Anorexia

유성훈(한림의대 내분비내과)

1. 서론

사회가 고령화에 접어들게 된 이후로 사회의 건강 정책과 연구의 초점은 자연스레 건강한 노화에 맞추어지게 되었다. 노인연령에서 쇠약하지 않게 사회 구성원을 유지 하는 것은 현대 사회에서 개인적으로나 사회적으로나 매우 중요한 문제가 되었다. 이는 만성질환의 유병률이 증가하면서 신체 장애(disability) 및 건강 유지 비용이 기하 급수적으로 늘기 때문에 당연한 접근 방식이다. 따라서 노인성 식욕부진은 중요한 노인건강의 문제일 수밖에 없다.

2. 본론

최근 연구에서 영양분 섭취의 감소가 노인의 쇠약(frailty)과 긴밀한 관계가 있다는 보고가 있었다. 이는 노인에서 의도하지 않은 체중감소를 유발하며, 노화성 근감소증(sarcopenia)에도 영향이 있음이 밝혀졌다. 따라서 다양하고 충분한 영양섭취야 말로 건강한 노년기를 유지하는데 있어서 매우 중요한 요인임을 강조하지 않을 수 없다. 하지만 대개의 경우에, 노인은 젊은 사람에 비하여 허기를 덜 느끼며, 식전 포만감도 더 느끼는 것으로 보고 되고 있기 때문에, 젊은이에 비해 좀더 소량의 음식과 단조로운 식단을 갖게 되고, 끼니 사이에 간식도 적게 섭취한다. 이와 같이 식욕의 노화 또는 노인성 식욕부진(anorexia of aging)은 나이가 듦에 따라 동반되는 병적이 아닌, 생리적인 식욕 및 식사량의 감소를 말한다. 이는 체중의 감소와 영양결핍 보다 보통 먼저 발생하게 된다. 20대 성인에 비하여 80대 노인에서는 약 30%의 평균 식사량이 감소한다. 1989년 미국의 국민건강영양조사(National Health and Nutrition Examination Survey III, NHANES III)에서 20대 보다 80대에는 남성은 하루에 평균 1,321 칼로리, 여성은 629 칼로리를 덜 섭취한다고 하였다. 스웨덴에서 6년에 걸쳐 70대의 노인에서 수행된 종단 연구에서는 남성은 평균 610 칼로리, 여성은 440 칼로리를 젊은 군에 비해 덜 섭취하였다. 노인성 식욕부진에는 여러 원인이 보고 되고 있다. 우선 식욕의 감소, 미각과 후각 기능의 쇠퇴, 위장관 기능의 감소, 신경내분비계의 변화, IL-6, TNF-α 등

사이토카인 분비의 증가 등이 중요한 원인으로 알려져 있다. 생각보다 많은 호르몬이 영향을 미치는데 아편류(opioid), 테스토스테론, 그렐린(ghrelin), 뉴로펩티드 Y(neuropeptide Y, NPY)가 연령이 증가하면서 감소하고, CART (cocaine and amphetamine regulated transcript), 콜레시스토키닌(cholecystokinin), 렙틴(leptin) 등이 증가하여 식욕 및 음식섭취를 줄인다고 보고된 바 있다.

3. 결론

노인은 공복감을 덜 느끼고 포만감을 쉽게 느낀다. 젊었을 때보다 덜 먹게 되고, 식욕부진이 동반되면 쉽게 영양결핍이 생길 수 있다. 따라서 노인성 식욕부진은 꼭 한 번 확인해야 할 중요한 노인증후군의 하나이다.

 참고문헌

1. Chapman IM. Endocrinology of anorexia of ageing. Best Pract Res Clin Endocrinol Metab 2004;18:437-52.
2. Chapman IM. The anorexia of aging. Clin Geriatr Med 2007;23:735-56. v.
3. Di Francesco V, Fantin F, Omizzolo F, Residori L, Bissoli L, Bosello O, et al. The anorexia of aging. Dig Dis 2007;25:129-37.
4. Hays NP, Roberts SB. The anorexia of aging in humans. Physiol Behav 2006;88:257-66.
5. Morley JE, Thomas DR. Anorexia and aging: pathophysiology. Nutrition 1999;15:499-503.
6. Morley JE. Pathophysiology of the anorexia of aging. Curr Opin Clin Nutr Metab Care 2013;16:27-32.
7. Visvanathan R, Chapman IM. Undernutrition and anorexia in the older person. Gastroenterol Clin North Am 2009;38:393-409.

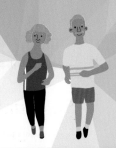

17 식욕부진의 원인
Causes of Anorexia

원장원(경희의대 가정의학과)

1. 생리적 식욕부진

노인에서는 체중감소의 원인이 약 25%에서 밝혀지지 않는데 노화에 따른 생리적인 식욕부진이 그 원인이 될 수 있다.

1) 미각, 후각의 변화

혀의 미각유두(papilla)의 숫자가 감소하고 미뢰(taste buds)의 기능이 50% 이상 감소한다. 특히 단맛, 짠맛을 담당하는 미뢰가 감소하여 음식이 쓰다고 느끼게 된다. 또한 후각이 감소하는 것도 입맛이 떨어지는 이유가 된다. 미각과 후각의 장애는 소화와 관련된 뇌기능(침샘분비, 위나 췌장 등의 소화액 분비)을 감소시킨다.

그 외에도 청력장애로 인해 식사 때 대화가 어려워지며 따라서 고립감을 느끼고 식사의 즐거움이 감소되게 된다. 시력장애가 있는 노인이 조명이 어두운 곳에서 식사를 한다면 식욕이 감소하게 된다.

2) 노인이 젊은 사람보다 배고픔을 덜 느끼고 식후에 포만감을 더 잘 느낀다

이는 위배출(gastric emptying)이 나이가 들면서 늦어지기 때문이다. CCK (cholecystokinin)는 장에서 분비되는 펩타이드로 식사 후에 분비되어 포만감을 갖게 하고 식욕을 떨어뜨린다. 그런데 나이가 들면서 포만감을 유발하는 CCK (cholecystokinin)이 청년에 비해 최대 5배까지 과도하게 분비되어 식욕이 떨어지고 공복감은 잘 느끼지 못한다. 노인은 또한 영양 부족에 대한 ghrelin 분비 증가 능력이 감소되어 있다는 보고가 있다.

2. 병적인 식욕부진

식욕부진의 가장 흔한 원인은 호흡기질환, 심장 질환, 암, 그리고 알코올중독이며 우울증과 특정 약물의 복용도 원인이 될 수 있다.

1) 호흡기질환

만성폐쇄성폐질환(COPD)이 있으면 대사증가로 식욕부진이 오며, 공기삼킴증(aerophagia)로 위장이 팽창되면서 식욕이 감소되거나 복용 중인 theophylline 등에 의해 식욕이 감소될 수 있다. 식욕감소로 인해 영양부족이 오면 횡격막을 약하게 하고 환기능력이 감소됨으로써 호흡곤란이 더 심해질 수 있다.

또한 가벼운 만성기관지염이 있어도 객담을 삼키게 되고 이것이 위장을 불편하게 하고 오심을 유발할 수 있다.

2) 심장질환

심장질환이 있을 때도 대사증가로 식욕감소가 오며, 복용중인 약물(digoxin, diltiazem)에 의해서도 식욕부진이 나타날 수 있다.

3) 소화기질환

소화성궤양, 담석, 장폐색, 위산 역류, 식도연축(esophageal spasm), 위암, 식도의 연동운동 감소, 치아가 없거나 틀니가 잘 맞지 않는 경우에도 식욕부진이 생길 수 있다.

4) 암

암이 있으면 대사증가로 식욕부진이 오며, 그 외에도 여러 가지 기전(cytokine, cachetin 증가)으로 식욕부진이 나타날 수 있다. 또한 항암제에 의해 식욕감소가 나타날 수도 있다.

5) 대사성 장애

갑상선기능저하증, 요독증, 간부전, 고칼슘혈증, 그리고 드물게 갑상선기능항진증(특히 심부전 동반시)에서 식욕부진이 나타날 수 있다.

6) 감염병

7) 알코올 중독

만성적인 음주로 장기에 손상을 받아도 식욕부진이 나타날 수 있다. 예를 들면 간부전이 발생하면 식욕부진이 나타난다.

8) 치매

치매환자들은 음식을 입안에 넣으려 하지 않으며, 음식을 뱉어내거나 음식을 먹이는 사람을 때

리기도 하며, 씹지 않고 음식을 삼키는 경우가 많다. 이러한 행동들로 인해 식사량이 줄어들고 체중이 줄어들게 된다.

9) 우울증

우울증은 청년에서는 식욕증가와 체중증가도 흔하지만 노인에서는 식욕부진, 식사량 감소, 그리고 영양실조를 흔히 유발한다.

10) 약물

250종 이상의 각종 약물들이 미각과 후각에 영향을 주는데 특히 노인에서는 다약제 투여가 흔해 식욕이 더욱 감퇴되게 된다(표 1). 특히 digoxin, 항암제, 그리고 haloperidol, loop diuretics, levodopa등이 식욕부진을 유발한다.

표 1 노인에서 식욕부진을 유발할 수 있는 약물

심혈관계 약물	감염 치료제
digoxin	대부분의 항생제
amiodarone	metronidazole
procainamide	griseofulvin
quinidine	영양제
spironolactone	iron sulfate
소화기계 약물	vitamin D(고용량시)
cimetidine	항암제
interferon	항류마티스제
정신과 약물	NSAIDs
phenothiazines	colchicine
lithium	호흡기계 약물
amitriptyline	theophylline
imipramine	
fluoxetine 등의 SSRI	

11) 사회화 장애

식사를 혼자 하는 것도 식욕을 감소시키는 원인이 된다. 식사를 같이 하면 여럿이 같이 먹을 때보다 식사량이 약 30% 감소한다고 한다.

12) 원발성 노인성 식욕부진

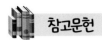 **참고문헌**

1. Morley JE. Anorexia of aging: a true geriatric syndrome. J Nutr Health Aging 2012;16:422-5.
2. Martone AM, Onder G, Vetrano DL, Ortolani E, Tosato M, Marzetti E, Landi F. Anorexia of aging: a modifiable risk factor for frailty. Nutrients 2013;5:4126-33.
3. Morley JE. Pathophysiology of the anorexia of aging. Curr Opin Clin Nutr Metab Care 2013;16:27-32.

18 노인 식욕부진의 진단과 치료
Diagnosis and Treatment of the Elderly Anorexia

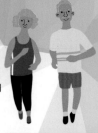

백현욱(분당제생병원 임상영양내과)

나이가 들수록 시장기가 감소하여 식사량이 감소하는 경향이 있다. 평균적으로 20대 대비 80대는 식사 섭취량이 약 30% 정도 감소한다, 나이가 들수록 열량 요구량도 감소하기는 하나 섭취량의 감소가 더욱 현저하므로 노인의 체중 감소가 흔히 일어난다. 미국 노인의 경우 65세 이후 매년 평균 현재 체중의 약 0.5%씩 감소한다. 평소 체중의 5% 이상 감소가 동반되면 임상적으로 의미 있는 소모성 체중 감소이다. 급성 스트레스가 되풀이 될 경우 〈노인성 식욕부진〉이 〈전신소모증후군〉 즉 cachexia로 진행되며, 회복이 되더라도 체중이 원상 복귀되는 경우는 드물어, 85세 이상의 초고령 노인의 대부분은 체질량지수가 매우 낮다. 만성적 영양불량 상태로, 심각한 저체중 상태로 진행한다. 이러한 만성 영양불량 상태에 폐렴, 압창 등의 합병증이 더하면, 노인은 급격한 중증 단백질-열량 부족 영양불량 상태가 되어 동반된 폐렴 등의 급성 질환에서 회복하기 어렵고 사망의 원인이 될 수 있다. 전신 소모성 증후군(cachexia)은 노인의 기저질환과 관계없이 면역력 감소와 생리적 변화를 일으켜 기능장애를 동반하고 합병증과 사망률을 높일 수 있다. 영양불량과 연관된 체중감소는 인지기능저하와 우울증의 악화 요인으로 작용하여 삶의 질을 저하시키며 의료비의 상승을 유발한다.

노인 식욕부진은, 직접적인 소모성 체중 감소를 유발할 만한 기저 질환 없이 입맛이 떨어지고 음식 섭취가 감소하는 것을 의미한다, 노인에게 발생하는 식욕부진과 이에 따른 체중 감소의 원인으로 진단이 확실할 경우는 우울증, 암, 소화기 질환이다. 그러나 상당수(약 1/4)는 식욕부진과 체중 감소를 유발하는 기저 질환이 불분명하다. 일상적으로 '9D'라고 부르는 노인 체중 감소 위험인자를 꼽는데 이는 Disease(급만성질환), Dysphagia(연하곤란), Depression(우울증), Dentition(치아문제), Drugs(약물 복용), Dysgeusia(미각이상), Dementia(치매), Dysfunction(기능저하), Diarrhea(설사; 흡수불량)이다.

일반적인 성인 영양 선별 평가(nutritional screening) 방법은 크게 두 가지 지표를 이용하여 영양불량 고위험군을 선정한다. 체중 지표와 영양소 경구 섭취 가능성 여부이다. 체중 지표는 체질량 지수(BMI)가 18.5 이하이거나, 의도하지 않은 최근의 체중 감소가 동반되는 것으로, 6개월 간

평소 체중의 10% 이상 감소하거나 1개월 간 5% 이상 감소할 경우이다. 체중 지표에 식욕부진이 동반되어, 7일 이상 적절한 영양 섭취가 불가할 경우 영양불량 고위험군으로 판단하며 적극적 영양 평가(nutritional assessment)와 적절한 영양 치료가 필요하다. 영양 평가는 신체계측, 생화학적 검사, 임상적 특성, 식사 내용 변화를 포함한다. 영양 선별 검사는 급성 질환의 경우 24시간 이내 진행하여야 하며, 만성질환은 입원 시점이나 내원 2주 이내에 실시하여 위험군으로 판단되면 정확한 영양 평가를 시행한다.

노인성 식욕부진은 염증성 사이토카인의 역할이 상당 부분 기여하므로 단순히 열량 섭취만 늘리는 방안으로 해결되지 않는다.

경구 식사량이 현저하게 감소하였을 경우 〈경구 보조영양액〉의 활용이 도움이 된다. 〈경구 보조영양액〉이란 다양한 상업적 경장영양액(캔이나 분유 비슷한 가루 제품)을 식사와 식사 사이에 하루 2~3회, 200~750 cc 정도 제공하는 것으로 그 자체의 열량, 단백질, 비타민, 무기질 등을 공급하는 것 외에도 식욕 촉진 역할을 상당히 하는 것을 볼 수 있다.

적절한 식욕 촉진제와 장 면역 보조제 등을 사용하여 만성 염증 반응을 감소 시키고, 최대한 경구 식사가 가능하도록 하여 장 면역력이 유지되도록 한다. 근감소증(sarcopenia)을 해결하기 위하여서는 염증 반응을 억제시켜 식욕을 촉진시키는 방안과 병행하여야 한다. 동화작용 유발 약제, 운동과 신체 활동과 염증성 시토카인 억제제 등을 사용하여 노인성 식욕부진과 체중 감소를 줄일 수 있다 적절한 열량영양소와 미량영양소 공급으로 필요량을 맞추어 주어야 하며, 경구가 불가능하면 경장 급식(관을 위나 장에 넣어 영양액 공급)이나 정맥 영양을 일정 기간 고려한다.

식욕을 촉진하고 체중을 증가시키는 것으로 알려져 있는 progestational agent, cyproheptadine, pentoxifylline과 thalidomide 등은 염증성 시토카인을 down-regulation하여 작용한다. n-3 fatty acids는 cyclooxygenase와 lipooxygenase 대사에 관여하고, colostrum은 내독소혈증을 감소시켜 염증성 시토카인의 분비를 감소시키므로 노인성 식욕부진과 cachexia에 응용이 가능하다. 그 외 melatonin, glutamine, creatine, cyproheptadine 등과 각 시토카인 항체는 악성질환이나 AIDS에 일부 유용하였으나 노인의 cachexia에 유효성 여부, 안전성과 효율성 등은 아직 연구가 더 필요하다.

 참고문헌

1. 대한노인병학회. 노인병학. 의학출판사; 2005.
2. Bales. Annu Rev Nutr 2002;22:309-23.
3. Di Francesco V, et al. Unbalanced serum leptin and ghrelin dynamics prolong postprandial satiety and inhibit hunger in healthy elderly: another reason for the "anorexia of aging". Am J Clin Nutr 2006;83:1149-52.
4. Di Francisco V, et al. The anorexia of Aging. Dig Dis 2007;25:129-37.

5. Hubbard. J Am Geriatr Soc. 2008;56:279-84.

6. McPhee I. Nutritional disorders in the elderly. Med Clin N Am 2006;90:887-907.

7. Morley JE. Decreased food intake with aging. J Gerontol A Biol Sci Med Sci 2001;56:81-8.

8. Rolland Y, Kim MJ, Gammack JK, Wilson MM, Thomas DR, Morley JE. Office management of weight loss in older persons. Am J Med 2006;119:1019-26.

9. Thomas DR. Use of orexinogenic medications in geriatric patients. Am J Geriatr Pharmacother 2011;9:97.

10. Visvanathan R, McPhee I. Undernutrition and anorexia in the older person. Gastroentol Clin N Am 2009;38:393.

11. Yeh SS, Lovitt S, Schuster MW. Usage of megestrol acetate in the treatment of anorexia-cachexia syndrome in the elderly. J Nutr Health Aging 2009;13:448-54.

19 노인증후군으로서 감각기능저하
Decreased Sensory Functions in Geriatric Syndromes

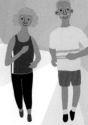

노용균(한림의대 가정의학과)

1. 노인증후군의 개념

'노인증후군(geriatric syndrome)'은 노인에게 질병이나 건강문제가 발생하였을 때 공통적으로 흔히 나타나는 임상 증상군이다. 대표적인 노인증후군은 압창, 요실금, 낙상, 기능저하, 섬망, 노쇠 등이며, 이들은 고령 노인들에게 흔한 증상이면서 기본적으로 노인들의 건강을 위협하는 주요한 질병이 숨겨져 있고, 적절하고 신속한 중재가 이루어지지 못한다면 기능저하가 유발되어 입원, 요양원 입소, 사망 등의 원인이 되는 경우가 많다.

노인증후군은 노인의학에서 흔히 사용하는 개념이지만, 정의와 범주에 대해 다양한 의견들이 있다. 이에 대한 다양한 연구들 중에서 널리 인정받고 있는 연구는 2007년 미국노인병학회의 특별 연구과제로 수행되어 발표된 Inouye 등의 연구이다. 이 연구에서는 노인증후군의 공통적인 기본 위험요인으로 고령, 인지기능저하, 기능손상, 이동능력 저하의 4가지를 제시하였고, 노인증후군의 발생기전을 다발 요인의 상호작용성 집중모형(interactive concentric model)으로 제시하고 있다. 이를 임상에 적용하면; (1) 노인증후군의 발생에는 다양한 요인과 다양한 기관계의 기능장애가 관여한다는 것, (2) 원인 요소를 확인하기 위해 적용하는 진단 방법들이 때로는 비효과적이거나 시간과 비용을 많이 소모하거나 위험하기까지 하다는 것, (3) 비록 분명한 진단이나 원인 확인을 못한 경우에라도 임상 증상들에 대한 치료적 대응이 효과를 나타낼 수 있다는 것이다.

지금까지 여러 연구들에서 노인증후군에 포함시킬 항목(범주)으로는 미국노인병학회의 Education Committee Writing Group (ECWG)에서 의과 대학생들이 수련받아야 할 13개의 노인증후군을 제시하였는데, 여기에는 dementia, depression, delirium, inappropriate prescribing of medications, incontinence, iatrogenic problems, falls, osteoporosis, sensory alterations including hearing and visual impairment, failure to thrive, immobility and gait disturbances, pressure ulcers, and sleep disorders 등이 포함되어 있다. 대한노인병학회 노인증후군 연구회에서는 아시아, 태평양지역에서 합의를 이끌어내기 위하여 한국, 일본, 대만, 호주 등 10개 국가의 노인의학전문가를 대상으로 연구를 진행하였다. 10개국 모두에서 노인증후군으로 인정한 항목은 치매, 실금, 섬망, 낙상이었

고, 9개국에서 인정한 항목은 우울, 청력장애, 시력장애, 거동장애(immobility), 보행장애, 압창, 근감소증, 영양실조였다.

이번 강의에서는 노인 건강관련 삶의 질에 중요한 요소인 감각기능(시력, 청력)의 저하를 노인증후군에 포함시켜야 하는지와 노인의 기능 전반과 삶의 질, 다른 노인증후군과 어떤 연관이 있는지 살펴보겠다.

2. 감각기능저하: 시력, 청력

대표적인 감각기능인 시력과 청력은 노인기능 평가에서 필수 항목이며, 이들 기능이 저하된 경우 일상생활수행에 장애를 유발하며, 노인의 건강관련 삶의 질에 나쁜 영향을 미치게 된다. 시력저하로 신문, TV 등 대중 매체를 원활히 활용하지 못하여 사회와의 관계 맺음에 장애 요소가 되고 사고의 위험을 높이게 된다. 청력저하 또한 사고의 위험을 높이며, 가족, 외부사람과의 의사소통의 제한을 갖게된다. 노년기의 청력을 유지하는 것은 단순히 기능 상태와 건강상의 문제 뿐만 아니라, 외부와의 관계유지와 안전을 위한 노년기의 중요한 기능 상태이다. 또한 낙상, 요실금, 섬망 등 다른 노인증후군 발생의 위험인자로 작용할 수 있다.

시력과 청력장애는 노인에서 흔한 문제이다. 우리나라 노인의 시력장애 정도는 2010년 노인 실태 조사에서 시력이 나쁘다고 응답한 비율이 29.4%로 조사되었으며, 남자는 24.0%, 여자는 33.6%로 여자에서 높게 나타났다. 시력장애에 따른 일상생활(기능) 장애 정도는 47.2%로 조사되었다. 2011년 국민건강영양조사)에서 시력장애 유병률은 전체 3.6%(남자 3.0%, 여자 4.0%)이고, 백내장 유병률(교정시력 0.8 미만)은 전체 38.8%, 남자 31.0%, 여자 44.3%로 여자에서 높았고, 나이관련 황반변성 유병률은 전체 17.3%, 남자 13.5%, 여자 20.0%였다. 노인실 태조사에서 청력저하는 나쁘다고 응답한 비율이 20.5%로 시력 보다는 낮게 나타났다. 청력 장애에 따른 일상생활(기능) 장애 정도는 38.1%로 조사되었다. 국민건강영양조사에서 양측성 난청 유병률은 60대, 70대 이상에서 남자는 10.5%, 24.9%, 여자는 6.7%, 26.1%로 연령이 증가할수록 유병률도 증가 하였다.

시력저하는 여러 원인(백내장, 나이관련 황반변성, 당뇨병성 망막병증)에 의해 발생할 수 있다. 시력저하와 관련된 대표적인 노인증후군은 낙상으로 관련성에 대한 여러 연구들에서 낙상의 위험인자로 밝혀져 있다. 일상 생활에 지장을 줄 정도의 시력, 청력저하가 있는 경우 일상생활기능과 삶의 질에 영향을 미치는 것으로 알려져 있으나, 경미한 시력, 청력저하가 있는 경우에도 ADL과 QOL을 감소시키며, 우울증 발생 위험이 높다는 연구 결과가 일본에서 발표되었다. 지역사회 거주 노인을 대상으로 한 연구에서 경미한 청력저하가 있는 경우에는 영향을 미치지 않으나, 경도의 시력장애가 있는 경우 도구적 일상생활능력(IADL, 12점 만점)은 저하가 없는 군(10.6점)에 비해 7.4점으로 낮으며, 시력과 청력장애가 함께 있는 군에서는 6.9점으로 기능장애를 보여주고 있다.

QOL(100점 만점) 또한 감각저하 없는 군(66.3점)에 비해 경도 시력장애군 53.7점, 동반군 52.2점으로 낮았다. 우울점수(GDS, 15점 만점)도 6.6점에서 8.8점, 9.4점으로 높게 나타났다.

노인증후군이 있는 지역사회 거주 여성 노인이 3년간 추적 관찰 후 이들 증후군이 기능장애에 어떤 영향을 미치는지 알아보기 위한 Women's Health Initiative Observational Study (WHI-OS)에서 연구 시점에서 노인증후군의 숫자가 많을수록 ADL 장애 발생 위험성이 높은 것으로 나타났다(1개 증후군 RR 1.21 vs 5개 이상 6.64). 이런 결과는 만성질환이나 통증을 보정한 후에도 의미있는 것으로 나타났다. 연구 시작시 노인증후군(10개)이 없는 대상자는 23.7%였으며, 청력저하 비율은 29.2%로 요실금(29.3%) 다음으로 많았으며, 시력저하는 20.5%로 4번째였다. 각 노인증후군간의 관련성으로 살펴보면 시력저하가 있는 경우 동반된 증후군은 청력저하(41.5%), 요실금(35.3%), 어지럼증(29.8%) 순이며, 청력저하군은 요실금(34.1%), 시력저하(29.2%), 다약제복용(24.9%), 어지럼증(24.7%) 순이었다. 대표적인 증후군인 낙상군에서는 청력저하가 34.8%, 시력저하가 28.3% 동반되어 있으며, 어지럼증군에서는 청력과 시력저하가 38.8%, 33.0%로 요실금 다음으로 다른 증후군과 많이 동반되어 있었다. 또한 3년간 추적관찰 후 청력장애가 있는 경우 ADL 장애 발생 위험도는 1.46배, 시력장애인 경우에는 1.74배 높은 것으로 나타났다. 연구 결과 노인증후군은 독립적으로 노인 기능 장애를 일으키는 주요 위험인자로 노인에 서 만성질환 관리 뿐만 아니라, 개별적인 노인증후군 관리가 중요함을 시사하고 있다.

대표적인 노인증후군인 낙상 예방을 위한 여러가지 관리 방법의 효과에 대한 Cochrane Review)에 따르면 시력 검사와 보조기 착용 등의 중재로는 낙상 발생률과 위험도를 줄이지는 못하지만, 운동과 시력 평가를 함께하는 경우 38%의 낙상 발생률을 낮추고 환경(가정 안정) 개선과 함께 하는 경우 39%를 낮추며, 시력저하 개선을 위한 백내장 수술은 낙상 발생률을 34% 낮춰주는 것으로 나타났다.

3. 맺는말

시력과 청력저하는 노인에서 흔한 증상이며, 일상생활수행(ADL)과 삶의 질(QOL)에 영향을 미치는 주요한 요인이다. 노인증후군의 개념을 적용하면 다른 증후군에 비해 감각 장애 발생는 다양한 요인이 관여하지는 않지만, 다른 증후군과 관련성이 가장 높고 기능 장애 유발의 주요한 위험인자이다, 또한 시력과 청력장애를 평가하고 진단하는데 있어 다른 증후군에 비해 비교적 쉽게 접근할 수 있고, 관리 측면에서도 저하를 개선시킬 수 있는 여러 가지 방법(수술, 시력 보조기, 보청)이 있어 치료 효과가 높은 것이 특징이다.

따라서 노인에서 시력저하와 청력저하는 노인증후군에 포함하여 적극적으로 평가하고 진단하여 치료, 관리함으로써 노인의 기능 상태와 삶의 질을 향상시킬 수 있을 것이다.

참고문헌

1. 원장원. 노인증후군 범주의 국가별 차이. 노인병 2012;16:24-5.

2. 2011년 국민건강통계, 국민건강영양조사 제5기 2차 년도(2011). 보건복지부, 질병관리본부, 2012.

3. 2011년도 노인실태 조사. 보건복지부, 2012.

4. Gillespie LD, Robertson MC, Gillespie WJ, Sherrington C, Gates S, Clemson LM, et al. Interventions for preventing falls in older people living in the community. Cochrane Database Syst Rev. 2012;9:CD007146. doi: 10.1002/14651858.CD007146.pub3.

5. Inouye SK, Studenski S, Tinetti ME, Kuchel GA. Geriatric syndromes: Clinical, research, and policy implications of a core geriatric concept. J Am Geriatr Soc 2007;55:780-91.

6. Keller BK, Morton JL, Thomas VS, Potter JF. The effect of visual and hearing impairments on functional status. J Am Geriatr Soc 1999;47:1319-25.

7. Nishinaga M, Chi S, Kazusa Y, Takata J, Doi Y. Geriatric syndrome: slightly reduced visual and hearing impairments reduce activities daily living (ADL) and quality of life (QOL) in the community dwelling elderly. Nihon Ronen Igakkai Zasshi 2007;44:302-4.

8. Rosso AL, Eaton CB, Wallace R, Gold R, Stefanick ML, et al. Geriatric syndromes and incident disability in older women: results from the women's health initiative observational study. J Am Geriatr Soc 2013;61:371-9.

9. The Education Committee Writing Group of the American Geriatrics Society. Core competencies for the care of older patients: recommendations of American Geriatrics Society. Acad Med 2000;75:252-5.

20 노인에서 청력저하
Hearing Loss in the Elderly

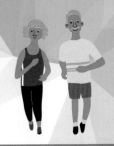

구자원(서울의대 이비인후과)

나이가 들며 나타나는 청력저하는 대부분 감각신경성 난청의 형태로 나타난다. 감각신경성 난청이란 소리를 감지하는 달팽이관의 유모세포와 8번 뇌신경인 청신경의 퇴행성 변화로 인해 나타나는 난청을 의미하는데 전형적인 증상은 양측 고주파 영역에 청력감소로부터 시작하며, 소리는 들리지만 무슨 뜻인지 구분하는 어음변별력이 감소하는 것이 특징적이다. 노인이 되면 시력이 감퇴하고 운동능력의 떨어지며, 집중력 감소와 기억력의 감소와 함께 청력 또한 저하되게 되는 것이다. 특히 시끄러운 상황에서 특히 듣고 이해하는데 더 어려움을 겪는다. 청력 상실로 전화 받기도 어렵고 외부모임을 스스로 제한하여 사회적으로 점차 위축되며, 점차 더 큰 무력감을 느끼게 된다.

노인성 난청은 보통 빠르게 말하는 것을 이해하는데 어려움을 느끼고 생소하거나 복잡한 단어, 그리고 소음, 혼란스러운 환경에서 들리는 말을 이해하기 힘들어 한다. 또한 난청이 진행함에 따라 소리가 어디서 나는지 구분이 더 힘들어지고 불분명하고 작게 들리게 된다.

이러한 난청의 진행과 예방을 위해 가장 중요한 것은 이독성 약물이나 주위 소음 등 일반적인 난청의 위험인자를 피하는 것이 가장 중요하다. 그리고 어느 정도의 소음에 노출되었다면 충분히 소음이 없는 환경에서 휴식을 가지는 것이 필요하다. 또 어쩔 수 없이 소음환경에 노출된다면 귀마개를 하는 것이 좋고 당장 구할 수 없다면 휴지라도 말아 귀를 막아주면 20 dB 정도의 차폐 효과를 얻을 수 있다. 스트레스나 흡연도 청력에 영향을 주는 환경요인인 만큼 스트레스 관리나 금연도 중요한 예방책이고, 당뇨병이나 고혈압과 같은 만성질환도 달팽이관으로 가는 혈액순환에 장애를 초래할 수 있으므로 잘 관리하여야 한다.

노화와 함께 어떻게 하여도 청력 소실은 진행한다. 나이와 주파수에 따라 다르지만 매년 0.7~1.2 dB이 감소하게 된다. 감각신경성 난청은 치료되지 않는다. 그러나 소실은 매우 천천히 진행되어 환자는 감소된 청력을 통해 몇 년 정도 가청능력이 남아있는지 알 수 있다. 보청기를 조기에 착용한다면 난청으로 인한 불편을 그만큼 덜 느끼며 지낼 수 있으나, 너무 늦은 시기에 보청기를 착용하면 보청기의 혜택을 받지 못한다.

노화로 인한 청력저하는 되돌릴 수 없지만 적절한 시기에 적절한 청각재활 방법을 선택한다면 노인들의 삶의 질은 충분히 개선될 수 있다. 대표적인 청각재활 방법에는 보청기와 수술이다.

귀에 착용해야 하는 보청기는 외이도를 막기 때문에 여러가지 불편한 증상이 생기게 마련이고, 노화의 상징처럼 여겨지는 인식 또한 보청기를 선택하는데 거부감을 주는 요인이다. 그러나 요즘 소개되는 보청기는 디자인이나 색깔, 착용감이 많이 개선되고 특히 자가강청이나 씹을 때 귀로 울려들리는 폐쇄현상, 보청기에서 '삐'소리가 나는 피드백현상과 같은 문제들은 얼마든지 해결할 수 있는 문제이기 때문에 착용에 제한이 되던 문제는 많이 개선이 되었다 할 수 있다.

적절한 시기에 보청기를 착용하기 시작하면 내이감각 세포와 신경이 퇴화하게 되더라도 보청기를 통해 받아 들이는 소리에 적응하면 난청이 상당히 진행되더라도 말소리를 듣는 데 큰 어려움 없이 지낼 수 있다. 그렇지만 많은 노인들 혹은 초기의 난청환자들은 보청기의 착용에 거부감을 보여 적절한 재활이 시작되지 못하는 것이 노인성 난청의 재활에 가장 어려운 부분이다.

보청기로도 도움을 받지 못하는 중등고도 난청에서는 인공와우이식이 큰 도움이 된다. 청력역치가 70 dB 이상이며, 문장 이해도가 50%를 넘지 못하면 인공와우의 보험 혜택을 받을 수 있어 삶의 질이 크게 달라지게 된다.

보청기를 착용하여도 크게 도움을 받지 못하지만, 난청의 정도가 와우이식을 할 정도로 심하지 않아 인공와우이식 수술의 대상이 되지 않는 경우에는 중이이식을 고려해 볼 수 있다. 제한적이긴 하지만 최근 보험급여가 되어 비용부담이 많이 줄어들게 되었다.

노화에 따른 신체의 변화가 청각기관이라고 예외일 순 없다. 고막의 탄력도 떨어지고, 소리를 전달하는 이소골이라고 하는 연결부도 굳어져 가지만, 노화에 따른 가장 큰 변화는 달팽이관의 청각세포수와 청신경가닥의 숫자의 감소가 청력감소에 가장 큰 영향을 준다. 노인이라고 잘 못듣는 것이 당연하다고 생각하기 보다는 약물 치료나 수술로 개선가능 한 난청이 있는 지를 먼지 확인해 보는 것이 중요하고, 특히 최근 갑자기 시작된 난청이라면 돌발성 난청일 수도 있고, 감기 후 중이염이나 귀지가 막혀 듣는 것이 답답하게 느껴질 수도 있기 때문에 정확한 청력 검사를 통해 최선의 방법을 찾는 것이 중요하다. 지난 30년 동안의 전자공학과 의술의 발전은 감각기의 퇴행성 변화 중 난청을 가장 획기적으로 개선시킬 수 있도록 하였다.

(참고) 잘 듣지 못하는 사람들과 대화할 때의 유의사항

- 잘 듣지 못하는 사람과 얘기할 때는 얼굴을 마주보면서 상대방이 당신이 말하는 것을 볼 수 있게 하라.
- 어둡지 않은 상태에서 대화를 하도록. 잘 듣지 못하는 사람들은 말하는 사람의 표정과 입술모양, 몸짓을 보며 무슨 말을 하는지 이해하는데 많은 도움을 받는다.
- 대화하는 동안 라디오나 TV는 끄자. 난청인들은 주변 소음이 있으면 알아듣는게 더 어렵다.
- 껌을 씹거나 손으로 입을 가리고 얘기하지 말 것
- 보통보다 조금 크게 말하는데 소리지르지는 말 것. 작은 소리도 못듣지만 큰소리는 소리가 왜곡되어 들린다.
- 대화의 주제에 대한 시각적 단서를 주는 것이 좋다.
- 상대방이 잘 못알아 들은 것 같다면 다시 한번 좀더 짧고 간단하게 부연을 하는 배려한다.
- 식당에서는 주변소음이 있는 홀보다 조용한 방이 더 낫다.

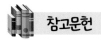 참고문헌

1. Bao J, Ohlemiller KK. Age-related loss of spiral ganglion neurons. Hear Res 2010;26:493-7.

2. Besser J, Festen JM, Goverts ST, Kramer SE, Pichora-Fuller MK. Speech-in-speech listening on the LiSN-S test by older adults with good audiograms depends on cognition and hearing acuity at high frequencies. Ear Hear 2015;36:24-41.

3. Horikawa C, Kodama S, Tanaka S, Fujihara K, Hirasawa R, Yachi Y, et al. Diabetes and risk of hearing impairment in adults: a meta-analysis. J Clin Endocrinol Metab 2013;98:51-8.

4. Lin FR, Chien WW, Li L, Clarrett DM, Niparko JK, Francis HW. Cochlear implantation in older adults. Medicine (Baltimore) 2012;91:229-41.

5. Perez P, Bao J. Why do hair cells and spiral ganglion neurons in the cochlea die during aging? Aging Dis 2:231-41.

6. Walling AD, Dickson GM. Hearing loss in older adults. Am Fam Physician 2012;85:1150-6.

7. Woods DL, Doss Z, Herron TJ, Yund EW. Age-related changes in consonant and sentence processing. J Rehabil Res Dev 2012;49:1277-91.

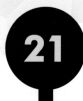

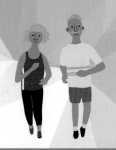

21 노인의 시력저하
Impaired Visual Acuity in the Elderly

이가영(한림의대 안과)

나이가 들면서 생기는 눈의 변화에는 여러 가지가 있다. 조절력의 저하로 생기는 노안, 수정체의 변화로 생기는 백내장, 망막의 변성인 황반변성, 그 외 나이가 들면서 더 많이 볼 수 있는 것들로는 건성안, 녹내장, 망막정맥분지 폐쇄, 유리체 출혈, 망막박리, 군날개, 날파리증, 전신질환과 관련된 변화 등이 있다. 이 중 모든 사람에게 생기는 변화라고 할 수 있는 노안과 백내장, 녹내장 그리고 예전에는 불치의 병이라고 생각되었으나, 근래에 치료법이 많이 연구되어 치료 또는 악화 방지를 할 수 있다고 생각되는 황반변성에 대해 알아보겠다.

1. 백내장(Cataract)

백내장은 수정체의 혼탁으로 빛이 망막에 도달하는 정도가 줄어들게 되는 상태이다(표 1).

표 1 백내장의 원인과 위험요인

백내장의 원인	위험요인
• 수정체를 이루는 단백질의 변화: 연령관련 • 당뇨, 기타 대사질환 • 염증—눈병은 관계 없음 • 자외선, 방사선, 산화작용 • 과도한 온도변화 • 외상	• 여자 • 흡연, 심한 음주 • 햇볕에의 과도한 노출 • 스테로이드 등 약물 사용 • 단백질이 부족한 식이 • 아주 심한 설사에 의한 탈수 • 당뇨

백내장의 치료로는 약물치료와 수술적 치료가 있으나, 약물치료의 효과는 미미하며, 증상의 정도에 따라 수술을 결정하는 것이 좋다.

표 2   조절이 떨어진 경우의 교정방법
교정방법의 종류
• 돋보기/안경
− 원시의 교정
− 근시의 경우 근시 돗수를 줄이기
− 근거리 안경 vs 누진다초점 안경
• 수술
− 원시의 교정
− 각막 교정술(LASIK 등)
− 백내장 수술 후 multifocal IOL
− Monovision

표 3   나이에 따른 평균조절력

나이	조절력(D)	정시안의 급점거리(cm)
10	14.0	7.1
20	10.0	10.0
30	7.0	14.3
40	4.5	22.2
45	3.5	28.5
50	2.5	40.0
55	1.75	57.0
60	1.00	100.0
65	0.50	200.0
70	0.25	400.0
75	0.0	00

2. 노안(Presbyopia)

노안은 조절력의 저하로 생기는 것으로 "노안"이라는 말에서 느껴지듯 나이가 많이 들어야 증상이 생기는 것은 아니다. 조절이라는 것은 빛이 눈에 들어와서 망막에 맺는 초점을 생각할 때 멀리에서 오는 빛이 망막에 초점을 정확하게 맺는 경우 가까이 있는 것을 보려고 할 때는 초점이 맞지 않으므로 눈의 수정체가 두꺼워져서 돋보기의 역할을 해서 볼 수 있도록 하는 것이다. 어릴 때에는 상당한 양의 조절력을 가지고 있지만, 나이가 들면 조절력이 떨어지게 된다.

가장 간단하게는 조명, 돋보기 등의 도움을 받는 것이 있겠고, 수술적 치료에는 공막 수술, 각막 수술, 수정체 수술등이 있으며(표 2), 아직 예전의 젊을 때의 눈으로 돌아가는 완벽한 수술은 아니고, 2~3D 정도의 조절력을 더해주는 정도로 현재도 많은 연구가 진행되고 있는 상황이다(표 3). 이렇듯 "가장 좋은 수술"이란 없으므로 개개인에게 알맞은 수술을 선택해야 할 것이다.

3. 녹내장

시력저하보다는 시야의 이상이 먼저 생겨 증상이 거의 없이 진행할 수 있고, 신경이 손상되므로 비가역적인 실명에 까지 이르게 할 수 있는 녹내장은 여러 진단법에 의해 조기진단이 시력상실을 막을 수 있는 가장 좋은 방법이다.

가장 중요한 위험인자는 안압이지만, 우리나라의 경우 안압이 정상인 정상 안압녹내장이 안압이 높은 경우보다 훨씬 많다.

녹내장의 치료는 아직은 안압을 더 떨어뜨리는 것이 진행을 억제할 수 있는 유일한 방법이며,

표 4 황반변성의 치료법

단계별 치료법
• 초기 황반변성
– 눈에 맞게 처방된 항산화제 비타민
– 자외선 차단
– 식생활 개선
• 후기 습성 황반변성
– 레이저 치료
– 광역학 치료(비쥬다인)
– 약물 치료(혈관내피성장인자 항체주사 치료)

그를 위해 약물치료, 레이저, 수술적인 치료를 할 수 있습니다. 최근 강력한 안압하강제의 개발로 약물 치료를 우선 고려하게 된다.

4. 황반변성(Age-related macular degeneration)

50세 이상 성인에서 발생하는 황반의 변성 질환을 말하는 황반변성은 황반 침착물, 망막색소상피 변성, 망막 색소상피 박리, 황반박리, 망막 출혈 및 망막하 출혈, 지도모양 위축, 망막흉터 등의 소견을 보이는 망막, 그 중 특히 시력을 담당하는 황반의 질환이다.

황반변성은 60세 이상 성인의 가장 흔한 실명 원인으로 노년 황반변성의 발생빈도(외국)는 65~74세: 약 10%, 75~85세: 약 30%로 보고되고 있으며, 그 중 심각한 시력저하는 노년 황반변성 환자의 10~15%에서 생긴다고 보고 있다.

위험요인으로 흡연, 부족한 영양(야채, 과일, 항산화제의 부족: 나쁜 지방의 과다섭취), 자외선의 과다노출, 운동부족, 비만, 유전, 가족력 등이 보고되고 있다.

초기는 증상도 없으며 특별한 안과적 치료가 필요하지 않으나, 후기의 망막하 신생혈관이 생기는 습성 황반변성은 과거와는 달리 치료법이 많이 개발되고 있다(표 4).

 참고문헌

1. Addis VM, DeVore HK, Summerfield ME. Acute visual changes in the elderly. Clin Geriatr Med 2013;29:165-80.

2. Jessa Z, Evans B, Thomson D, Rowlands G. Vision screening of older people. Ophthalmic Physiol Opt 2007;27:527-46.

3. Chou R, Dana T, Bougatsos C. Screening older adults for impaired visual acuity: a review of the evidence for the U.S. Preventive Services Task Force. Ann Intern Med 2009;151:44-58, W11-20.

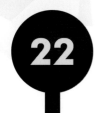

22

노인의 수분 전해질 대사, 청장년과 무엇이 다른가?
Water and Electrolytes Changes in the Elderly Compared with Young Adults

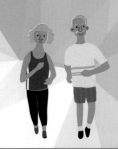

김근호(한양의대 내과)

1. 서론

30세에 이르면 정상적인 조직이 섬유화로 대체되는 사구체경화가 시작하여 40세부터 신장 실질과 기능이 감소하는 변화를 나타낸다. 소동맥의 경화와 같은 신장혈관 변화가 신장혈류를 감소시켜서 40세 때 5%에 불과하던 사구체경화가 80세에 이르면 30%까지 증가한다. 그에 따라 점진적인 사구체여과율 저하가 발생하고, 결국 신세관 기능장애를 동반한다.

신세관 기능은 요 농축과 희석, 염분 재흡수, 칼륨 분비 및 요 산성화로 요약할 수 있다. 따라서 노화 현상에 의해 수분 소실 혹은 저류, 염분 소실, 칼륨 축적 등 수분 전해질 평형장애 가능성이 증가할 것이다.

1) 노인의 수분 대사

노인에서는 체내 총수분이 감소하여 남자의 경우 체중의 50~55%가 된다. 이는 아마도 체질량에서 지방이 차지하는 비중이 증가하기 때문일 것이고, 그 결과 탈수에 취약할 수 있다. 또한 노인은 갈증 감각이 떨어져서 수분섭취가 부족하기 쉽다.

수분배설을 조절하는 신장의 역할은 요 농축과 희석을 통해 발휘되는데, 노화된 신장에서는 농축능과 희석능이 모두 감퇴된다. 연령이 증가할수록 요 농축능이 감소하는데, 항이뇨호르몬 분비에 이상은 없고 아마도 사구체여과율이 저하되기 때문인 것으로 알려졌다. 한편, 동물실험에 따르면 노화된 신장에서 요 농축에 작용하는 수분통로(aquaporin-2)와 요소운반체(urea transporter) 발현이 저하되는 것으로 그 기전이 보고되었다.

노인에서는 요 희석능 또한 감소하므로, 수분부하에 따른 수분배설 증가가 젊은이에 미치지 못한다. 따라서 thiazide와 같은 이뇨제에 의해 수분 저류가 발생하기 쉽고, 연령이 증가할수록 저나트륨혈증 위험이 증가한다.

2) 노인의 나트륨 대사

나트륨의 경우도 노화된 신장에서 배설 조절능력이 제한되어 있다. 따라서 불필요한 나트륨이 부하될 때 충분히 배설되지 못하고 축적되어 부종이나 고혈압이 악화될 수 있다. 반대로, 나트륨이 결핍된 상황에서는 나트륨분획배설률이 정상적으로 감소되지 않고 신장의 나트륨 보존 능력이 떨어지므로 체액결핍에 취약하기 쉽다. 동물실험에 따르면 노화된 신장에서 나트륨운반체 중 헨레고리관 비후상행각에 분포하는 Na-K-2Cl cotransporter 발현 저하가 중요한 기전으로 보고되었다. 노인에서 흔한 야뇨도 야간에 나트륨 등 용질 배설이 증가하는 현상과 관계가 있다.

3) 노인의 칼륨 대사

건강한 노인에서 혈청 칼륨은 대개 정상이지만, 안지오텐신전환효소억제제, 비스테로이드소염제, 칼륨보존이뇨제 혹은 베타차단제와 같은 약물에 의해 고칼륨혈증이 발생하기 쉽다. 그 기전으로서 혈장레닌활성도와 혈청 알도스테론 감소가 알려졌다. 또한 노인은 루프이뇨제 혹은 thiazide를 사용할 때 저칼륨혈증이 발생하기 쉽다. 젊은이에 비해 체내 총칼륨 양이 적기 때문인데, 아마도 근육질량이 적고 식이 중 칼륨섭취가 부족한 경향이 있기 때문일 것이다.

2. 맺는말

40세 정도까지 정상범위를 유지하던 사구체여과율이 연령 증가에 따라 1 mL/min/year 속도로 감소하면서 신세관 기능장애를 동반한다. 따라서 요 농축능과 희석능이 제한되어 조절 가능한 요 오스몰농도 범위가 축소되므로 탈수 혹은 수분저류 가능성이 증가한다. 체내 총수분량 감소와 갈증 감각 저하로 인해 탈수 위험이 높은 반면, 수분부하에 대한 수분배설 반응 저하는 thiazide 혹은 수술과 스트레스에 민감하여 저나트륨혈증 발생을 증가시킨다. 체내 나트륨 평형 변화에 따른 나트륨 배설 조절능력도 감퇴되어 염분민감도 상승 혹은 염분소실 경향이 나타날 수 있다. 칼륨 평형장애에도 취약하여 약물 복용에 따른 고칼륨혈증 혹은 저칼륨혈증이 쉽게 발생할 수 있다.

 참고문헌

1. Andreucci VE, Russo D, Cianciaruso B, Andreucci M. Some sodium, potassium and water changes in the elderly and their treatment. Nephrol Dial Transplant 1996;11:9-17.
2. Clark BA, Shannon RP, Rosa RM, Epstein FH. Increased susceptibility to thiazide-induced hyponatremia in the elderly. J Am Soc Nephrol 1994;5:1106-11.
3. Edelman IS, Leibman J. Anatomy of body water and electrolytes. Am J Med 1959;27:256-77.
4. Epstein M, Hollenberg NK. Age as a determinant of renal sodium conservation in normal man. J Lab Clin Med 1976;87:411-7.

5. Hawkins RC. Age and gender as risk factors for hyponatremia and hypernatremia. Clin Chim Acta 2003;337:169-72.

6. Kenney WL, Chiu P. Influence of age on thirst and fluid intake. Med Sci Sports Exerc 2001;33:1524-32.

7. Kirkland JL, Lye M, Levy DW, Banerjee AK. Patterns of urine flow and electrolyte excretion in healthy elderly people. Br Med J 1983;287:1665-7.

8. Lindeman RD. Renal physiology and pathophysiology of aging. Contrib Nephrol 1993;105:1-12.

9. Luft FC, Grim CE, Fineberg N, Weinberger MC. Effects of volume expansion and contraction in normotensive whites, blacks, and subjects of different ages. Circulation 1979;59:643-50.

10. Musso CG, Oreopoulos DG. Aging and physiological changes of the kidneys including changes in glomerular filtration rate. Nephron Physiol 2011;119:1-5.

11. Perazella MA, Mahnensmith RL. Hyperkalemia in the elderly: drugs exacerbate impaired potassium homeostasis. J Gen Intern Med 1997;12:646-56.

12. Perucca J, Bouby N, Valeix P, Bankir L. Sex difference in urine concentration across differing ages, sodium intake, and level of kidney disease. Am J Physiol Regul Integr Comp Physiol 2007;292:R700-R5.

13. Sands JM. Urinary concentration and dilution in the aging kidney. Semin Nephrol 2009;29:579-86.

14. Tian Y, Riazi S, Khan O, Klein JD, Sugimura Y, Verbalis JG, Ecelbarger CA. Renal ENaC subunit, Na-K-2Cl and Na-Cl cotransporter abundances in aged, water-restricted F344 x Brown Norway rats. Kidney Int 2006;69:304-12.

15. Weidmann P, De Myttenaere-Bursztein S, Maxwell MH, de Lima J: Effect on aging on plasma renin and aldosterone in normal man. Kidney Int 1975;8:325-33.

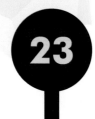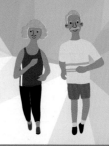

23 노인 탈수의 진단과 치료
Diagnosis and Treatment of Dehydration in the Elderly

이하린(부산의대 신장내과)

1. 탈수의 분류

탈수는 '전체 체수분이 감소하게 되는 다양한 상황(a complex condition resulting in a reduction in total body water)'로 정의되고 있고 통상적으로 체중의 3% 이상의 수분 감소가 있을 때 탈수라고 정의한다. 탈수는 수분과 전해질의 손실 비율에 따라 water loss dehydration type과 salt loss dehydration type으로 분류된다.

표 1 Diagnostic clues for dehydration in the elderly with and without accompanying sodium loss derived from medical history, physical examination and laboratory tests

Sign or symptoms	Water loss only	Water and sodium loss
Histroy	Recent weight loss of >3% Decreased water intake Increased water loss (fever, tachypnea, heat)	Recent weight loss of >3%, Vomiting, diarrhea, use of diuretics, bleeding
PHYSICAL EXAMINATION:		
Dry tongue	+	+
Lengthwise groove in tongue	+	+
Dry mucous membranes in mouth	+	+
Decreased muscle strength in upper body	+	+
Confusion	+	+
Speaking difficulties / dysarthria	+	+
Sunken eyes	+	+
Blood pressure	Normal or decreased	Significantly decreased

Sign or symptoms	Water loss only	Water and sodium loss
Pulse rate / Heart rate	Normal or decreased	Significantly increased
Weight loss	>1 kg/day	>1 kg/day
LABORATORYTESTS:		
Serum creatinine	Increased	Increased
Serum urea	Increased	Significantly increased
Serum sodium	Increased	Normal or decreased
Urine production	Decreased	Increased, normal or decreased

2. 진단(표 1)

1) Physical examination

소아에서는 특징적인 탈수의 임상징후 4가지(slow capillary refill, absence of tears, dry mucous membrane and ill appearance) 중 2가지 이상을 만족했을 경우 탈수를 강하게 의심할 수 있고, 탈수의 10가지 징후(decreased skin elasticity, slow capillary refill, general appearance, absent tears, abnormal breathing, dry mucous membranes, sunken eyes, abnormal radial pulse, tachycardia or decreased urine output) 중 3개 이상을 만족하는 것은 탈수를 진단하는데 있어 민감도 87%, 특이도 82% 가량이 된다고 한다. 그러나, 노인에 있어서 상기 여러 징후들은 탈수 이외에도 노화, 동반된 질병 혹은 장기적인 약물 복용에 의해서 탈수가 아닌 상황에서도 나타날 수 있기 때문에 노인에 있어서는 이러한 생체 징후만 가지고서 탈수를 진단하기에는 부족한 부분이 많다.

수일 이내에 발생하는 체중의 갑작스러운 저하는 노인에 있어 탈수를 좀더 객관적으로 의심할 수 있는 단서가 될 수 있으므로 요양기관에서 규칙적으로 체중을 측정하는 것은 매우 중요하겠다.

2) Laboratory assessment

Serum osmolality >297 mOsm/kg일 경우, 탈수를 진단하는데 있어 매우 특이적이며 (민감도 90%, 특이도 100%) 일련의 변화과정을 살펴보지 않고서도 일회의 측정값으로 탈수를 진단할 수 있는 장점이 있어 노인환자의 탈수 진단에 있어 gold standard 로 사용되고 있다.

그 외에도 urine color change, urine osmolarity, serum BUN/CR ratio, serum sodium level, acid-base status 등은 volume status 를 평가하는데 도움이 될 수 있다.

3) Bioelectrical impedance analysis (BIA)

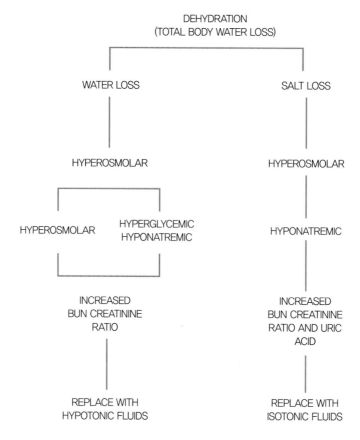

그림 1 노인 탈수의 진단과 치료

3. 노인탈수의 예방과 치료(그림 1)

1) 예방

- 충분한 수분 섭취의 권장
- 노인에 있어 권장 수분 섭취량은 보고에 따라 차이가 있으나 대체적으로 남성에서 2.5 L/day, 여성에서 2.0 L/day이며 Dutch Nutrition Center에 의하면 최소 1.7 L/day의 수분은 섭취할 것을 권유하고 있다.

2) 치료

- Oral hydration
- Hypodermoclysis
- Intraveous fluid infusion

참고문헌

1. Hooper L, Bunn D, Jimoh FO, Fairweather-Tait SJ. Water-loss dehydration and aging. Mech Ageing Dev 2013;9.
2. Mentes J. Oral hydration in older adults: greater awareness is needed in preventing, recognizing, and treating dehydration. Am J Nurs 2006;106:40-9.
3. Schols JM, De Groot CP, van der Cammen TJ, Olde Rikkert MG. Preventing and treating dehydration in the elderly during periods of illness and warm weather.J Nutr Health Aging 2009;13:150-7.
4. Thomas DR, Cote TR, Lawhorne L, Levenson SA, Rubenstein LZ, Smith DA, et al. Dehydration Council. Understanding clinical dehydration and its treatment. J Am Med Dir Assoc 2008;9:292-301.

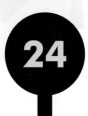
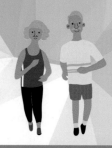

24 노인 당뇨병 환자에서 탈수
Dehydration in Elderly Diabetes Mellitus

유성훈(한림의대 내분비내과)

1. 서론

당뇨병은 노인에서 흔한 대사장애 질환이며, 폭발적으로 증가하고 있다. 국민건강영양조사를 바탕으로 한 당뇨병의 유병률은 30세 이상의 성인에서 320 만명이며, 65세 이상의 노인인구의 22.7%인 120 만명이 당뇨병인 것으로 보고하고 있다. 미국의 경우에도 전체 당뇨병 인구의 40% 이상이 65세 이상 성인으로 밝혀진 바 있다. 국내의 정확한 통계는 없으나 미국의 경우에는 2004년에 약 60 만명의 당뇨병 환자가 당뇨병으로 인해 요양시설에 입주하여 간호를 받는 것으로 보고되었다. 그럼에도 불구하고 당뇨병을 연구하는 많은 수의 연구에는 이러한 쇠약한 노인 당뇨병 환자들이 제외된 상태에서 연구가 진행되고 있다. 미국 당뇨병학회에서는 비교적 건강한 성인에서의 적절한 당뇨병의 당화혈색소 기준을 7.0% 미만으로 제시하고 있으나 쇠약한 노인당뇨병에서는 적절한 수치의 언급 없이 "less stringent glycemic goals"를 제안한 바 있다. 이에 미국노인병학회에서는 8% 미만을 권고하고 있고, 미국재향군인회에서는 8% 내지 9%를 적절한 수치로 보고 있다. 건강한 당뇨병 환자에 비해서 쇠약한 노인 당뇨병 환자는 철저한 혈당의 관리가 부담이 될 수 밖에 없다. 식이 제한, 다약제의 복용, 정확한 인슐린의 투여가 쉽지 않으며, 저혈당과 탈수의 위험이 크다.

2. 당뇨병으로 인한 탈수

문제는 노인 당뇨병환자에서는 동반되어 있는 질환이 상대적으로 많고 고혈당의 증상이 잘 나타나지 않는다는 것이다. 고혈당에 의한 탈수는 인슐린 요구량에 비해 상대적인 인슐린 부족이 특징이다. 정상혈당을 유지하기 위해 인슐린 양이 부족한 상태인데, 대사 이상이 함께 동반되어 인슐린 분비능은 더욱 감소하고 인슐린 저항성은 증가하여 고혈당은 더욱 악화된다. 노인에서는 인슐린 분비능이 저하되어 있으므로 이러한 효과가 항진되고 삼투성 이뇨작용으로 이차적인 탈수가 진행된다. 대표적인 질환으로는 고삼투압성 고혈당 상태와 당뇨병성 케톤산증을 들 수 있겠다.

3. 고삼투압성 고혈당 상태

탈수 증세인 다음, 구토, 위약감 등과 함께 의식변화가 있는 환자에서 당뇨병성 케톤산증이나 고삼투압성 고혈당 상태를 의심할 수 있다. 진찰 소견상 피부 긴장도가 떨어져 있는지, 빈맥, 저혈당이 있는지 의식변화가 있는지 확인해야 한다. 고삼투압성 고혈당 상태는 대개 혈장의 포도당농도가 600 mg/dL 이상 매우 높으며 산증은 심하지 않고 혈청의 중탄산염도 18 mEq/l 이상인 경우가 많다. 하지만 유효혈청 삼투압은 320 mOsm/kg 이상으로 높으며 의식이 혼미하거나 혼수인 경우로 발견되는 경우가 흔하다. 고혈당시에 삼투현상에 의해 세포내에서 세포외로 수분이 배출되므로 대개 혈청 나트륨 감소 소견이 있는데, 고나트륨혈증 소견을 보인다면 심각한 수분의 손실이 있는것으로 봐야한다. 혈청 삼투압과 의식 수준의 변화는 양의 상관관계에 있으므로 정확한 유효 혈청 삼투압의 증가를 확인해야 한다(유효 혈청 삼투압: Na (mEq/l)×2 + glucose (mg/dL)/18). 치료는 수분보충, 저칼륨혈증 방지, 혈청 삼투압의 급격한 교정 방지, 선행인자 확인 및 인슐린 주입이다. 뇌부종이 발생하지 않도록 과도한 수분 보충이나 급격한 혈청 삼투압 교정을 하지 않는 것이 중요하며 삼투압이 정상화되고 의식이 호전될 때 까지 혈당을 250~300 mg/dL로 유지한다.

4. 당뇨병성 케톤산증

다음, 다뇨, 체중감소, 구토, 탈수, 위약감 및 의식변화가 있는 환자에서는 당뇨병성 케톤산혈증을 먼저 의심할 수 있다. 탈수의 증세와 Kussmaul 호흡이 있는지 확인해야 하고 오심, 구토, 전체적인 복부 통증을 호소하는 경우가 많으므로 복통이 당뇨병성 케톤산혈증의 결과인지 선행인자인지 감별해야 한다. 환자의 고혈당의 정도는 다양하며 동맥혈의 산증 또한 다양하다. 케톤산증의 진단에는 혈청 β−hydroxybutyrate를 측정하는 것이 진단에 유용하며, 민감도가 높은 nitroprusside 테스트(acetoacetate와 acetone을 반정량적으로 예측)는 케톤산증의 주대사산물인 β−hydroxybutyrate를 측정할 수 없어서 케톤산증의 중증도가 과소평가될 가능성이 있다. 음이온 간격(anion gap)의 측정이 중요하며 10~12 mEq/L 이상이면 증가된 것으로 판단한다. 치료는 수분 보충, 저칼륨혈증 방지, 인슐린 주입, 급격한 삼투압 교정 방지, 선행인자 확인 등이 있으며, 기본적으로 당뇨병성 케톤산증과 고삼투압성 고혈당 상태의 치료 방침은 같다.

5. 맺는말

건강한 당뇨병 환자에 비해서 쇠약한 노인 당뇨병 환자는 고혈당의 위험이 높으므로, 급성 합병증에 대한 예방 및 치료는 매우 중요하며, 항상 염두에 두어야 한다.

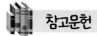 **참고문헌**

1. American Diabetes A. Standards of medical care in diabetes--2014. Diabetes care 2014;37:S14-80.

2. Araki A, Ito H. Diabetes mellitus and geriatric syndromes. Geriatr Gerontol Int 2009;9:105-14.

3. Brown AF, Mangione CM, Saliba D, Sarkisian CA. Guidelines for improving the care of the older person with diabetes mellitus. J Am Geriatr Soc 2003;51:S265-80.

4. Chen LK, Chen YM, Lin MH, Peng LN, Hwang SJ. Care of elderly patients with diabetes mellitus: a focus on frailty. Ageing Res Rev 9:S18-22.

5. Fletcher AK, Dolben J. A hospital survey of the care of elderly patients with diabetes mellitus. Age Ageing 1996;25:349-52.

6. Lee SJ, Eng C. Goals of glycemic control in frail older patients with diabetes. JAMA ;305:1350-1.

7. Mok JO. Drug Therapy of Elderly Diabetic Patients. J Korean Diabetes 2011;205-10.

8. Nattrass M, Lauritzen T. Review of prandial glucose regulation with repaglinide: a solution to the problem of hypoglycaemia in the treatment of Type 2 diabetes? International journal of obesity and related metabolic disorders: journal of the International Association for the Study of Obesity 2000;24:S21-31.

9. Schwartz SL. Treatment of elderly patients with type 2 diabetes mellitus: a systematic review of the benefits and risks of dipeptidyl peptidase-4 inhibitors. The American journal of geriatric pharmacotherapy 2010;8:405-18.

25 노인증후군에 대한 혈관 노화의 영향

Effect of Vascular Aging in Geriatric Syndromes

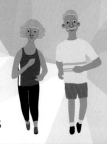

유형준(한림의대 내분비내과)

노인증후군은 다양한 병인에 의해 하나의 증상으로 발현하는 까닭에 노인증후군은 '최종 공통 경로(final common pathway)' 또는 '최종결과(end product)'로 이해된다. 즉, 노인증후군은 질병, 기능장해, 요양 상태, 사망에 더하여 사회경제적 요인 등과도 연관이 있다.

노인에서 혈관 노화는 그 자체와 동시에 심혈관 질환 및 당뇨병 등의 다양한 임상적 영향에 의해 진행된다. 혹자는 노화의 근원은 혈관 노화라고 강조하기도 하고 일부 학자는 노인증후군의 발병과 진행을 혈관성 병인으로 해석하는 시도도 있다.

노인증후군은 노인에서 의학적 상태다. 따라서 노인만이 노인증후군을 겪는다. 즉, 청장년기에 심각한 질환을 앓지 않거나 혹은 앓더라도 극복하여 노인에 달하는 이른바 '선택'이 이루어져야 노인증후군을 앓게 된다. "사람은 자신의 동맥처럼 늙는다(A man is as old as his arteries.)."고 한다. 즉, '혈관이 늙는 만큼 늙는다.'라는 의미로 혈관의 노화는 인간 노화의 핵심적 중심이며 대표적 핵심이다. 그러므로 선택이 되어 노인증후군이 발병할 정도로 늙었다는 것은 바로 혈관 노화가 진행되었다는 것이다.

여러 노인증후군들 중에서 몇몇을 들어 노인증후군에 미치는 혈관성 요인을 기술한다.

1. 노쇠

노인증후군의 하나인 노쇠는 그 개념이 넓다. 아직 엄격한 정의는 없다. 대개 표현형 정의(phe-notype definition)[외부로 드러난 소견들을 파악하여 정의하는 것으로 Fried 정의가 한 예다]와 목록 방법(index method)[존재하는 장애와 질병의 합을 파악]에 의한 것이 있다. 표현형 정의는 장애(disability), 자율성 소실, 낙상 등의 취약성 증가, 사망 위험 증가 등과 관련이 있다.

심혈관질환은 노쇠와 연관이 있다. 최근 연구는 건강한 중년의 심혈관위험인자와 과체중이 26년 후의 노쇠를 예측할 수 있게 함을 보고하였다. 이 연구에서 예전의 심혈관위험과 표현형 노쇠 간의 연관은 노인의 병발 이환관 독립적이었다. 노쇠와 심혈관질환은 양방향 상관관계에 의해 공존함을 보고한 연구도 있다.

2. 근감소증

표현형 노쇠에서 중요한 임상특성의 하나는 근감소증이다. 대체로 골격근은 상당 부분의 소혈관 망상조직을 포함하며 그 미세순환은 주된 혈관저항 네트워크다. 따라서 적절한 혈류 순환은 적당한 근육 기능의 필수 조건이다. 소혈관 질환과 약한 염증은 내피 기능을 교란시키고, 혈류를 저해하고, 근감소증을 악화시킨다. 더욱이 근감소증은 죽상경화와 동맥경화를 포함한 위험인자와 연관이 있다.

3. 보행장해

말초동맥질환은 하지 기능을 교란시키는 여러 인자들과 연관이 있다. 이는 장딴지 근육의 병적 변화(위축, 지방 침윤)와 신경기능장해 등을 포함한다. 노인에선 국소적 신경 징후로만 설명할 수 없는 보행장해가 흔한데 이는 대개 혈관성 보행장해인 경우가 많다. 아울러 보행장해와 혈관의 상관성은 백질 질환과 불균형 간의 관계에 의해 더 지지된다.

4. 골다공증

노인에서 골다공증은 죽상경화, 혈관 석회화와 직접적 상관이 있다. 적절한 혈액 순환은 뼈 건강과 재형성의 필수이고, 골밀도가 낮은 사람에선 내피기능 장해가 있다. 대퇴골 골절 환자에선 골관절염 환자에서 보다 혈관병변이 더 심하고, 여성 노인에서 둔부 골다공증은 진행된 죽상경화와 상관이 있다. 역으로, 죽상경화성 혈관질환은 골다공증이나 골결핍이 있는 여성에서 더 잦다. 또한, 노인에서 실시한 전향적 연구에서 말초동맥질환이 골소실 및 골절 위험과 연관이 있음이 보고되었다.

5. 노인증후군과 혈관의 병인론적 관계

노인증후군의 병태원인적 상관성으로 Kudo 등이 제시하는 일원병인론(一元病因論)이 있다(그림 1).

종래의 다원병인론적 접근(위의 traditional approach)을 벗어나 드러난 노인증후군들을 한 가지 병적 원인에서 상관 유래하는 것으로 이해하여 치료한다. 이는 노인증후군을 혈관질환으로 인식하려는 시도와 일맥상통한다.

이상 살펴본 바와 같이, 노인증후군은 혈관질환과 깊은 연관을 지니고 있다. 강조하면, 노인증후군은 심혈관질환의 중요한 최종 표현이라는 인식이 필요하다. 이는 진단, 치료, 예방의 모든 측면에서 요구된다고 여겨진다.

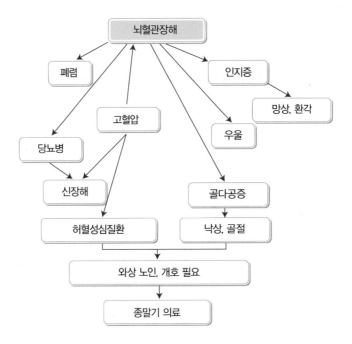

그림 1 노인증후군의 일원병인론 모식도. 혈관장해를 단초 병태로 노인증후군의 다양한 상황이 표현된다.

 참고문헌

1. 유형준. 노인증후군과 임상적용. Clinical implications of geriatric syndromes. J Korean Med Assoc 2014;57:738-42.

2. Afilalo J, Karunananthan S, Eisenberg MJ, Alexander KP, Bergman H. Role of frailty in patients with cardiovascular disease . Am J Cardiol 2009;103:1616-21.

3. Collins TC, Ewing SK, Diem SJ, Taylor BC, Orwoll ES, Cummings SR, et al. Peripheral arterial disease is associated with higher rates of hip bone loss and increased fracture risk in older men. Circulation 2009;119:2305-12.

4. Garg PK, Liu K, Ferrucci L, Guralnik JM, Criqui MH, Tian L, et al. Lower extremity nerve function, calf skeletal muscle characteristics, and functional performance in peripheral arterial disease . J Am Geriatr Soc 2011;59:1855-63.

5. Jani B, Rajikumar C. Ageing & vascular ageing. Postgrad Med J 2006;82:357-62.

6. Kudo H, Kudo H, Watanabe M, Kodama H, Izumo Y, Sasaki H. A new approach for geriatric syndrome. 日本老年醫學會雜誌 2008;45:18-21.

7. Lee JS, Auyeung TW, Kwok T, Lau EM, Leung PC, Woo J. Associated factors and health impact of sarcopenia in older Chinese men and women: a cross-sectional study. Gerontology 2007;53:166-72.

8. Martin MP, O' Neill D. Vascular higher level gait disorders: a step in the right direction? Lancet 2004;363:8.

9. McCarthy I. The physiology of bone blood flow: a review. J Bone Joint Surg 2006; 88A:4-9.

10. Minamino T, Komuro I. Vascular cell senescence: contribution to atherosclerosis. Circ Res 2007;100:15-26.

11. Newman AB, Gottdiener JS, McBurnie MA, Hirsch CH, Kop WJ, Tracy R, et al. Associations of subclinical cardiovascular disease with frailty. J Gerontol A Biol Sci Med Sci 2001;56A:M158-66.

12. Ochi M, Kohara K, Tabara Y, Kido T, Uetani E, Ochi N, et al. Arterial stiffness is associated with low thigh muscle mass in middle-aged to elderly men. Atherosclerosis 2010;212:327-32.

13. Payne GW. Effect of inflammation on the aging microcirculation: impact on skeletal muscle blood flow control. Microcirculation 2006;13:343-52.

14. Persy V, D' Haese P. Vascular calcifi cation and bone disease: the calcification paradox. Trends Mol Med 2009;15:405-4016.

15. Strandberg TE, Pitkälä KH, Tilvis RS, O'Neill D, Erkinjuntti TJ. Geriatric syndromes-vascular disorders? Annals of Medicine 2013;45:265-73.

16. Strandberg TE, Sirola J, Pitkala KH, Tilvis RS, Strandberg AY, Stenholm S. Association of midlife obesity and cardiovascular risk with old age frailty: a 26-year follow-up of initially healthy men. Int J Obes (Lond) 2012;36:1153-7.

17. Tanko LB, Bagger YZ, Christiansen C. Low bone mineral density in the hip as a marker of advanced atherosclerosis in elderly women. Calcif Tissue Int 2003;73:15-20.

18. Varma R, Aronow WS, Basis Y, Singh T, Kalapatapu K, Weiss MB, et al. Relation of bone mineral density to frequency of coronary heart disease. Am J Cardiol 2008;101:1103-4.

19. Won CW, Yoo HJ, Yu SH, Kim CO, Dumlao LCI, Dewiasty E, et al. Lists of geriatric syndromes in the Asian-Pacific geriatric societies. Euro Geriatr Med 2013;4:335-8.

20. Zheng JJJ, Lord SR, Close JCT, Sachdev PS, Wen W, Brodaty H, et al. Brain white matter hyperintensities, executive dysfunction, instability, and falls in older people: a prospective cohort study. J Gerontol A Biol Sci Med Sci 2012;67:1085-91.

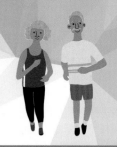

26 다약물복용의 개념
Concept of Polypharmacy

김창오(연세의대 노년내과)

1. 서론

　　노인환자는 다중 복합적인 질환으로 외래를 방문하는 비율이나 입원하는 비율이 상대적으로 증가한다. 이에 따라 약물처방의 비율도 높아지는 결과를 초래한다. 다약물(polypharmacy) 복용으로 인하여 약물의 유해 작용에 노출될 가능성이 많고 생리적 기능의 변화와 순응도 감소 등 약물 사용에 따른 여러 문제들이 발생할 수 있다. 그러므로 노인에 대한 적절한 약물 사용 및 약물치료의 위험성을 고려하고 약물 치료에 따른 효과와 이득에 대한 올바른 이해가 중요하다.

2. 노인환자의 약물처방 실태

　　65세 이상의 약 2/3이 처방 약물과 비처방 약물(OTC)을 복용하고 있으며, 노인 연령층에서 처방되는 약물은 전체 처방 약물의 1/3을 차지한다고 한다. 또한 전체 노인인구를 대상으로 할 때 평균 4~5개 이상의 처방 약물과 2개의 비처방 약물을 복용하고 있은 것으로 보고되었다. 과다한 약제의 사용은 약물의 부작용 및 약제간 상호작용의 발현, 중복사용, 순응도의 저하를 불러올 수 있다. 또한 노인연령층은 약물에 대한 임상 연구에서 대부분 제외되어 있기 때문에 약물대사 및 효과 등에 대하여 예측하기가 쉽지 않다.

3. 다약물복용

　　다약물복용의 기준은 다양할 수 있지만, 보통 5개 이상의 약물을 복용하고 있는 경우를 의미한다. 여기에는 비처방 약물까지 포함되어야 하며, 건강보조약물 또한 고려될 수 있다. 문제는 건강한 젊은 연령층에도 이러한 다약물복용이 환자 관리에 어려움이 생길 수 있는데, 노화에 따른 약리학적인 변화가 동반되어 있는 노인 연령층에는 더욱 고려해야 할 문제들이 많이 발생할 수 있다. 약물 부작용, 약물간 상호작용, 약물의 중첩작용 발생, 또한 다약물복용 자체만으로도 복용 순응도가 낮아질 수 있는 문제가 있다.

약물의 부작용에 의해 노인환자는 낙상, 부종, 신체 및 인지 기능의 저하, 입원 등의 원치 않는 결과가 초래될 수 있다. 합당한 적응증에 의한 약물의 사용일지라도 약물의 사용 개수가 증가함에 따라 부작용의 빈도는 더욱 증가하는 것으로 되어 있다. 그리고 노인에서는 동반질환의 증가 등으로 항생제 외에 항응고제, 항부정맥약물, 항고혈압제, 항우울제, 항정신성 약물, 비스테로이드성 진통제 등 복용 약물이 많아지므로 이에 따른 약물간 상호 작용 및 동반질환과 약물간의 상호작용을 주의해야 한다.

다약물복용만으로도 노인 연령층에서는 대퇴골 골절이 증가하고 원인에 상관없이 입원률이 증가한다는 연구가 보고될 정도로 노인에서의 다약물복용은 개별질환의 치료에 대한 영향만이 아니라 환자 관리 및 삶의 질에도 직접적인 영향이 있다. 노인환자에서 다약물복용이 발생하는 이유는 여러 원인이 있지만, 동반질환이 기본적으로 다수이므로 각각의 질환에 대하여 기존 진료지침에 따라 치료를 진행하다보면 다약물복용이 발생할 수 밖에 없다. 또한 새로운 증상이 발현되었을 때에 이를 현재 복용 중인 약물의 부작용으로 판단하지 못하고, 증상의 악화나 새로운 질환의 발생으로 판단하여 약물을 추가하게 되면 결국에는 불필요한 다약물복용이 발생하게 된다.

4. 노인에서의 약물 처방원칙

1) 약물 복용력 조사

가능하다면 복용중인 모든 약물을 가져오도록 하여 이를 검토한다. 알레르기 약물 및 약물 부작용에 대한 병력, 음주, 흡연, 카페인 및 한약, 건강보조식품 등 비처방약물에 대하여 철저한 조사를 한다.

2) 최적 시점에서의 약물 처방

진단이 불분명하거나, 증상이 경미하거나, 비특이적일 때, 혹은 약물 치료의 유용성을 확신할 수 없을 때에는 처방을 하지 않는 것도 고려한다. 또한 매 방문시 약물 목록을 검토하고, 확인하여 더 이상 적응증이 되지 않는 약물은 중지한다. 한시적으로 사용하는 약물과 비처방 약물에 대하여는 지속적으로 감시한다.

3) 처방한 약물에 대한 지식

처방한 약물에 대한 약리학적 특성과 부작용 및 독성에 대한 완전한 이해가 요구되며, 약물과 관련되어 증상의 발현 및 기능의 변화가 있는 경우에는 보다 철저한 관심과 관리가 필요하다.

4) 저용량 시작, 서서히 증량

항상 필요한 최소 용량을 투여하고, 서서히 증량토록 한다. 가능하다면 약물의 복용 횟수를 줄이도록 한다. 또한 가능한 범위 내에서 약물 농도를 측정한다. 하지만, 치료 목적을 달성하기 위하여 충분한 용량을 투여한다.

5) 약물 치료의 순응도 강화

치료 목표와 이에 도달하기 위한 방법들에 대하여 환자와 충분한 대화를 갖도록 하며, 문서화된 안내문을 전달할 수 있으면 이를 이용한다. 복용 스케줄 및 비용, 부작용에 대하여 충분히 고려하며 투여 방법을 단순화 시킨다. 질병과 약물의 상호작용, 혹은 약물간의 상호작용이 발생할 가능성도 설명해 주어야 한다.

6) 새로운 약물 투여에 대한 고려

대부분의 새로운 약물들은 노인에게서 제대로 평가되지 않기 때문에 이에 대한 고려를 충분히 해야 한다.

 참고문헌

1. Hajjar ER, Cafiero AC, Hanlon JT. Polypharmacy in elderly patients. Am J Geriatr Pharmacother 2007;5:345-51.
2. Lipska KJ, Krumholz H, Soones T, Lee SJ. Polypharmacy in the Aging Patient: A Review of Glycemic Control in Older Adults With Type 2 Diabetes. JAMA 2016;315:1034-45.
3. Benetos A, Rossignol P, Cherubini A, Joly L1, Grodzicki T, Rajkumar C, Strandberg TE, Petrovic M. Polypharmacy in the Aging Patient: Management of Hypertension in Octogenarians. JAMA 2015;314:170-80.

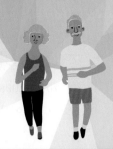

27 다약물복용의 국내외 현황
Current Status of Polypharmacy in Korea and Other Countries

유성훈(한림의대 내분비내과)

1. 서론

통계청의 자료에 따르면 65세 이상 국내 노령 인구는 1990년에 5.1%, 2000년에 7%였으나 2014년에 12.7%이며 2034년에는 27.6%, 2060년에는 40%에 이를 것으로 예측했다. 노령인구의 증가는 여러 면에 영향을 끼치겠지만, 일단 만성질환의 유병률이 높아지고 그에 따른 사회적 비용은 국가적으로 부담이 될 것이다. 2014년 통계청 조사에서 고령자 2명 중 1명(49.4%)이 평소 자신의 건강이 나쁘다고 생각하고 있으며, 81.3%에서 진단받은 한가지 이상의 만성질환을 갖고 있는 것으로 조사되었고, 77.7%가 최소한 한 가지 이상의 의약품을 경구투여하고 있다고 한다. 노인질환의 특성상 만성질환의 유병률은 높아지고 이에 따른 의약품의 처방빈도 또한 증가할 것으로 예상된다. 다약물복용(polypharmacy)은 환자 한 명에게 여러 가지 약물을 투여하였을 때 과도한 약물투여의 의미가 내포된 개념이다. 임상적 적응증에 해당하지 않는 한 개 이상의 불필요한 의약품이 포함된 약물요법 또는 5~6개 이상의 의약품을 투여하는 약물 요법으로 다약물복용을 정의하기도 한다.

2. 다약물복용의 국외 현황

미국의 National Health & Nutrition Examination Survey (NHANES, 1988–2010)에 참가한 13,869명의 65세 이상 노인을 대상으로 분석한 연구에서, 다약물복용의 현황을 보면, 약물 처방 개수(전체 처방의 중간값)는 1988년 2개에서 4개로 두배 증가하였으며, 5개 이상의 약물을 복용하는 비율은 12.8% (95% confidence interval: 11.1, 14.8)에서 39.0% (35.8, 42.3)로 2010년에 65세 이상의 노령층에서 1988년에 비해 약물의 수가 세배 이상 증가한 것으로 분석하였다. 주로 심장약과 항우울제의 처방이 높아짐으로 인해 약물 처방의 수가 증가하였으며, Beers Criteria를 이용한 부적절한 약물의 사용은 1988년 28.2% (95% confidence interval: 25.5, 31.0)에서 2010년에는 15.1% (13.2, 17.3)로 상당히 감소하였다. 다변량 분석에서 5개 이상의 약물을 사용하는 비율은 나이, 만성질환의 수, 잦은 병원 방문, 체질량지수, 흡연력이 있는 경우에 증가하였고 흑인과 백인이 아닌 경우에도 약물 사용이 증가하는 것으로 나타났다. 또 다른 NHANES 연구를 살펴보면 2007~2008년에 60세 이상의 연령에서 4가지 이상의 약물처방의 빈도는 36.7%였고, 2005~2006년 자료에서도 75~85세 남성의 37.1%와 여성의 36.0%에서 5가지 이상의 약물이 처방되거나 또는 처방 없이 사용되었다.

고혈압약과 더불어 스타틴이 소개되면서 1990년대 이후로 순환기약물은 급속하게 증가하였고 항우울제도 정신건강을 중요하게 여기는 사회분위기 속에서 급속히 증가하였다. 1988년 출시가 된 selective serotonin reuptake inhibitor는 기존의 항우울제와 비교해서 효능은 비슷하면서 안정성과 순응도는 향상되어 처방이 증가하였고 신경병성 통증와 우울장애에 폭넓게 사용 되었다. 약물 투약수 상승의 기조는 질병에 대한 인식과 치료가 높아짐과 동시에 약물치료의 접근성이 좀 더 용이해졌다는 것을 의미한다.

3. 다약물복용의 국내 현황

2008년 자료에 따르면 우리나라 노인인구의 90.9%가 1가지 이상의 만성질환을 앓고 있으며, 여러 질환을 가지고 있는 경우가 많아서 여러 병원에서 처방을 받아 약을 복용하고 있다. 이와 더불어 건강의 증진과 유지 및 질병의 증상 완화를 위해 비처방약의 혼용으로 같은 계열약물의 중복 처방을 비롯한 다약물복용의 빈도는 지속적으로 증가하고 있다. 2010년에서 2011년까지 2년간의 건강보험심사평가원의 자료[Korea Health Insurance Review and Assessment Service – National Patient Sample (HIRA–NPS)]를 이용한 다약물복용의 실태를 살펴보면 65세 이상의 319,185명의 노령층에서 86.4%가 6가지 이상의 약물(polypharmacy)을 복용하고 있고, 44.9%가 11가지 이상의 약물(major polypharmacy)을 복용하고 있으며, 21가지 이상의 약물(excessive polypharmacy)을 복용하는 군도 3%인 것으로 나타났다. 다약물복용의 지역 분포를 살펴 보면 국내 서남부 지역이 두드러진 것을 알 수 있으며, 의료 보호 계층에서 다약물복용이 두드러지게 높아서 이 계층에 대한 전향적인 교육과 이를 막을 수 있는 제도적 장치 등이 필요할 것으로 사료된다.

4. 맺는말

노인은 노인질환의 특성상 다약물복용에 노출되기 쉽다. 앞에서도 설명하였듯이 만성질환의 유병률이 높기 때문에 여러 의약품을 동시에 투여하는 경우가 많은데 노화에 따른 약물유해반응 가능성이 매우 높다. 노인입원의 30%에서 약물 유해 사례가 원인이라는 보고가 있듯이, 다약물복용은 노인의 건강에 심각한 영향을 미치고 노령층에게서 자주 발생이 가능한 노인증후군의 하나이면서 다른 노인증후군을 유발하는 중요한 의학적 상황이다. 따라서 약물 오용을 예방하기 위한 교육과 실제적인 제도적 장치가 마련되어야 할 것으로 사료된다.

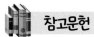 **참고문헌**

1. Cashion W, McClellan W, Howard G, Goyal A, Kleinbaum D, Goodman M, et al. Geographic region and racial variations in polypharmacy in the United States. Annals of epidemiology 2015.

2. Charlesworth CJ, Smit E, Lee DS, Alramadhan F, Odden MC. Polypharmacy Among Adults Aged 65 Years and Older in the United States: 1988-2010. The journals of gerontology Series A, Biological sciences and medical sciences 2015.

3. Dagli RJ, Sharma A. Polypharmacy: a global risk factor for elderly people. Journal of international oral health. JIOH 2014;6:i-ii.

4. Herr M, Robine JM, Pinot J, Arvieu JJ, Ankri J. Polypharmacy and frailty: prevalence, relationship, and impact on mortality in a French sample of 2350 old people. Pharmacoepidemiology and drug safety 2015.

5. Hubbard RE, Peel NM, Scott IA, Martin JH, Smith A, Pillans PI, et al. Polypharmacy among inpatients aged 70 years or older in Australia. The Medical journal of Australia 2015;202:373-7.

6. Kim HA, Shin JY, Kim MH, Park BJ. Prevalence and predictors of polypharmacy among Korean elderly. PloS one 2014;9:e98043.

7. Lee JK. Factors Associated with Drug Misuse Behaviors among Polypharmacy Elderly. Korean J Adult Nurs 2011;23:554-63.

8. Lu WH, Wen YW, Chen LK, Hsiao FY. Effect of polypharmacy, potentially inappropriate medications and anticholinergic burden on clinical outcomes: a retrospective cohort study. CMAJ: Canadian Medical Association journal = journal de l'Association medicale canadienne 2015;187:E130-7.

노인증후군 매뉴얼

노인증후군은 무엇인가?

현대인은 과거에 비해 오래 살고, 더욱 건강해졌다. 그럼에도 불구하고 많은 수의 노인들이 나이가 들면서 한 가지 이상의 의료문제를 안게 되는데, 이들 질환의 모임을 흔히 노인증후군이라 한다.

노인증후군의 예로는 시력 및 청력의 저하, 방광의 문제, 현기증, 낙상, 섬망 그리고 치매 등을 들 수 있다. 이러한 질환은 노인들의 기본적인 생활에 방해가 될 수 있고, 그들의 독립적인 생활을 위협할 수 있으며 삶의 질을 낮추기도 한다.

노인증후군은 보통 하나의 원인이 아닌, 신체의 여러 장기를 포함하는데, 한 가지 노인증후군이 또 다른 신드롬을 유발하는데 기여할 수 있다. 예를 들어 방광문제를 보면, 방광염은 나아가서 섬망을 유발할 수 있다. 이러한 이유로 노인환자에서 노인증후군을 치료하는 것은 아주 복잡한 사안이다. 노인병전문의(Geriatricians: 노인증후군을 앓고 있는 노인들 관리를 위해서 고급 훈련 받은 의사들)와 다른 성인병관련 의료인들은 이런 증후군의 치료 및 관리에 아주 중요한 역할을 할 수 있다.

연하장애

노화와 관련된 신체적 변화, 약물 후유증, 치매 그리고 다른 질병들이 연하장애를 일으킬 수 있다. 연하기능의 장애가 영양실조와 또 다른 문제를 유발할 수 있는데, 호흡곤란이나 음식물의 흡인도 유발시킬 수 있다(삼킨 음식물이 폐에 흡입돼서 폐렴을 유발할 수 있다).

대처법 음식물을 삼키기에 어려움이 있으면 의사에게 말해야 된다. 치료는 근본적인 원인과 연하장애 원인에 따라서 여려가지가 있을 수 있다.

영양결핍

노쇠에 따른 신체적 변화, 만성질환으로 인해, 또는 복용하는 약의 부작용으로, 노인에서의 영양 요구량은 젊은 사람과 차이가 있다. 노인은 젊은 사람에 비해 칼로리의 요구가 적으며, 칼슘, 비타민 D, 비타민 B12의 요구량은 많다. 운동을 하지 않는 노인이 치매, 기능장애, 만성질환, 치통, 구내통, 우울증이 있거나, 과도한 음주나 약물을 사용하고, 혼자 거주하며 경제적 어려움이 있을 때 영양결핍의 위험이 높다. 영양결핍은 과소체중을 유발하거나 노인에게서 과도한 칼로리를 섭취하게 하여 과체중을 유발할 수도 있다. 이러한 문제들은 쇠약이나 낙상, 골질환 등을 일으킬 수 있다.

대처법 환자가 내원할 때 의료진은 환자의 체중을 측정하고, 체중의 변화를 관찰한다. 환자가 피곤하고 쇠약감이 있거나, 통증 호소 시 의료진에게 말해야 한다. 이는 필요한 영양분이 부족한 신호일 수 있다. 의료진이 가능한 원인을 찾고 치료방법을 권유할 것이다.

수면장애

수면 문제는 삶의 질을 결정하고 이는 낙상이나 손상, 건강의 문제를 일으킬 수 있다. 스트레스, 걱정, 우울증, 섬망, 치매, 약물, 알코올, 통증을 유발하는 관절염, 신경 문제, 호흡곤란, 속쓰림, 야간 빈뇨 등이 수면 문제를 일으킬 수 있다.

대처법 환자가 수면에 문제가 있다면 의료진에게 문의해야 한다. 의료진은 수면장애의 종류를 확인할 수 있는 질문을 할 것이다. 환자가 코골이가 심하거나 수면 무호흡증이 있을 때 혹은, 수면 시 팔다리를 자주 움직인다면 의료진은 수면 클리닉을 권유할 것이다.

방광조절장애

많은 문제들이 방광 조절 장애 혹은 '요실금'을 야기할 수 있다. 여기에는 과민성 방광, 방광의 수축근 약화, 요로감염, 변비, 섬망, 심장질환, 당뇨병, 치매, 약물 부작용, 화장실 가기 어려움 등이 포함된다.

대처법 대부분의 경우 요실금은 치료될 수 있고, 치료의 효과가 좋다. 따라서 방광에 문제가 있다면 의료진에게 말해야 된다. 치료는 기존 질환에 따라 달라질 수 있다.

섬망

응급실을 내원하거나, 병원에 입원한 많은 수의 노인환자들이 섬망을 겪게 된다. 섬망은 며칠에서 몇 주, 혹은 몇 달간 지속되는 의식의 혼돈을 말하는데, 약물 부작용, 탈수, 갑상선질환, 조절이 힘든 통증, 감염, 시야장애, 청각장애, 호흡곤란 등이 섬망을 일으킬 수 있다. 섬망을 인지하지 못하고 빨리 치료하지 않으면 심각한 문제를 야기할 수 있다.

대처법 만약 환자 혹은 가족이 집중력을 잃거나, 기억력이 떨어지고 말을 잘 못하거나 의식이 분명하지 않으면 의료진에게 자문을 구해야 한다. 만약 환자가 섬망이 의심된다면 의사와 간호사로 구성된 의료진으로부터 특별한 관리를 받아야 한다. 입원한 노인은 섬망을 예방하기 위한 관리를 따로 받아야 한다.

치매

알츠하이머병과 뇌졸중에 의한 혈관성 치매가 가장 흔한 두 가지의 치매이다. 파킨슨병도 치매를 유발할 수 있다. 건강한 노인에서도 몇 가지 이상을 기억해내기가 어려울 수 있고 복잡한 생각을 정리하기 어려울 수도 있다. 하지만 이것이 치매를 의미하지는 않는다. 치매는 시간이 지남에 따라 나빠지며, 기능의 장애를 유발한다.

대처법 기억력이 감소하거나 사고능력에 문제가 생기면 환자의 기능이 어려워지므로 의료진에게 말해야 한다. 여러 검사가 실제로 치매가 있는지 도움을 줄 수 있다. 만약 그렇다면 기능을 유지하는데 도움이 되고 질병의 진행을 늦출 수 있는 치료법들이 있다.

시각장애

노인에게서 흔한 문제로써, 근시, 노안(노화에 따라 가까운 것이 잘 안 보이는 변화), 녹내장, 백내장, 당뇨병성 안병증, 시력감퇴(안구의 중앙부위가 손상되어 중심시력의 손상) 등이 포함된다. 다른 장애에 비해 시력의 문제는 낙상을 더 유발할 수 있다.

대처법 1년에서 2년에 한 번 안검사를 시행해야 한다. 시력의 문제는 고칠 수 있으며, 치료를 빨리 시작할수록 결과도 좋다.

청각장애

청각의 소실은 노년에 가장 흔한 감각기능의 문제이다.

대처법　청각검사를 1년에 한 번 시행하고 청각에 문제가 있을 때 의료진에게 말해야 한다. 치료하게 되면 청각뿐만 아니라 삶의 질 또한 좋아진다.

어지러움증

주위가 도는 느낌, 가벼운 실신, 낙상, 가벼운 두통 등은 보행을 어렵게 만들고 낙상의 위험을 높이며, 삶의 질을 낮춘다. 저혈압, 시력 저하, 내이의 문제, 우울감, 약제의 부작용 등이 어지러움을 일으킨다. 이는 한 가지 이상의 이유가 원인이 된다.

대처법　만약 환자가 어지럼증을 느낀다면 의료진에게 알려야 한다. 환자의 원인에 따른 여러 가지 치료법이 존재한다.

기절

노년기 기절은 응급실 방문이나 입원을 유발하는 중요한 요인이고, 흔히 손상과 골절을 유발하기도 한다. 다양한 원인이 있을 수 있는데, 특히 저혈압, 저혈당, 불규칙한 맥박 등의 심혈관계 원인이 흔하다.

대처법　만약 환자가 기절한다면 의료진에게 알려야 한다. 의료진이 원인을 조사하고 그에 따른 치료를 권유할 것이다.

보행장애

보행장애는 노화에 따른 관절염, 뼈와 근육의 문제 그리고 파킨슨병, 혈액순환장애, 어지럼증, 뇌졸중 후의 변화, 시력 장애, 근력의 감소, 낙상의 두려움 등이 결합하여 일어난다.

대처법　운동부터 수술에 이르기까지 많은 치료가 있다. 이는 보행 장애를 호전시켜 줄 것이다. 만약 걷기가 어려우면 의료진에게 말해야 한다.

낙상

노인에게서 낙상에 의한 손상은 사망의 큰 원인이다. 무엇보다 집안에서의 위험들, 약물 부작용, 보행이나 시력 장애, 어지럼증, 관절염, 노쇠, 영양결핍 등이 낙상의 위험을 높인다. 다른 노인증후군들처럼 낙상은 한 가지 이상의 원인이 있다.

대처법 환자가 낙상하면 바로 의료진에게 알려야 한다. 의료진이 낙상의 원인을 조사하고 향후의 낙상을 예방할 수 있는 방법을 제시할 것이다.

골다공증

골다공증은 노인에서 흔하며 특히 여성과 80세 이상의 남성에서 문제가 된다. 이는 생명을 위협하는 골절을 초래할 수 있다. 칼슘과 비타민 D가 충분하지 않은 음식의 섭취, 운동 부족, 흡연, 과량의 음주, 약물, 골 질환, 갑상선 질환이 골다공증의 위험을 높인다. 골 질환 중에서 골연화증은 흔히 골절, 통증, 근육 약화를 유발한다. 비타민 D 부족, 특정 약물, 신장과 간질환은 골연화증을 일으킬 수 있다.

대처법 65세 이상의 여성과 골다공증의 위험이 높은 여성에서는 골밀도검사를 받아야 한다. 칼슘과 비타민 D 섭취를 늘리고 근력 운동을 강화하며 체중부하운동(예: 걷기)을 하여 골밀도를 높여야 한다. 의료진이 약물 섭취나 다른 치료법을 권유할 것이다. 비타민 D는 골연화증의 치료에 쓰인다.

압창

흔히 욕창이라 말하는데, 압창은 피부와 피하의 연부조직에 지속적인 압력이 가해져서 생기는 피부와 조직의 손상이다. 노인에서 오랜 시간 동안(침대나 휠체어에서) 움직이지 못하면 압창은 진행한다. 이는 통증을 동반하고 아주 위험한 염증을 일으킬 수도 있다. 흡연, 과소체중, 영양결핍, 저혈압, 당뇨병, 심장병, 신부전, 방광의 문제가 압창의 위험을 높인다.

대처법 만약에 환자가 침대나 휠체어에 계속 있게 되면 의료진은 주기적으로 압창의 위험을 조사하여야 한다. 의료진이 압창을 예방하기 위하여 할 수 있는 일은 많다. 영양결핍을 치료하고 피부를 잘 유지하며, 압력을 줄일 수 있는 침대와 쿠션을 사용한다. 또한 환자의 위치를 자주 바꾸어주며 적절한 운동을 하도록 격려할 수 있다.

찾아보기

한글

ㄱ

감각기능저하 177

갑상선기능저하증 15, 89

거동장애 162

경직성 편마비 41

경피 내시경하 위루술 63

고삼투압성 고혈당 195

고혈당 6

골다공증 198

공용 위험인자 95

공유 위험인자 110

과활동성방광 133

근감소증 6, 64, 107, 120, 123, 198

근긴장도 평가 41

근육감소증 97

기능의존성 162

기능저하 110, 162

기립성 저혈압 157

기면 상태 73

ㄴ

낙상 153

낙상 예방 153

낙상 중재 156

낙상 위험 요인 19

노쇠 2, 6, 55, 98, 118, 197

노쇠 기준 56

노쇠 진단 기준 119

노쇠 진단 분류 체계 57

노안 185

노인 당뇨병 194

노인병 열탕 94

노인요실금의 진단 132

노인요실금의 치료 133

노인의 4중고 109

노인의 나트륨 대사 188

노인의 수분 대사 187

노인의 칼륨 대사 188

노인증후군 94

노인증후군과 당뇨병 97

노인증후군의 분류 95

노인증후군의 정의 109

노인증후군의 개념 94, 104, 154, 167

노인증후군의 치료 109

노인증후군의 카테고리 110

노인증후군의 특성 95, 109

노인증후군 치료의 실제 112

노인증후군 치료 접근법 112

노인 탈수 190
노인학대의 위험요인 70, 79

ㄷ

다약물복용 109, 201, 204
다약제 83
당뇨병 81, 126
당뇨병성 케톤산증 195
대변실금 137

ㅁ

만성요실금 131
만성질환 104
면역계 107
무력감 6

ㅂ

방광출구폐색 134
배뇨근저활동성 134
백내장 20, 184
변비 14, 16
변실금 10
변실금의 원인 140
변실금의 진단 146
병발 104
보청기 182
보행속도 9
보행장애 2, 162, 198
복압성 요실금 134
부동 43
비타민 D 158

ㅅ

섬망 2, 18, 73
섬망의 원인 78

섬망의 위험요인 77
섬망 진단 기준 77
식욕부진 111, 165
식욕부진 유발 약물 172
식욕부진의 원인 170
식욕부진의 진단과 치료 174
식욕의 노화 168
신체적 및 심리적 학대지표 68
실금 10
실신 159

ㅇ

어지럼증 159
연령과 노인증후 96
연하곤란 59
요실금 10, 18, 127, 129
욕창위험도 평가도구 29
욕창의 4단계 28
욕창의 예방 31
우울증 126
응고계 107
인공와우이식 182
인지기능 장애 127
일과성요실금 131

ㅈ

저나트륨혈증 73
전신소모증후군 174
전신통증 83
졸도의 원인 35
질병다발성 109

ㅊ

청력저하 181

ㅌ

탈수 80, 194

ㅎ

하시모토 89

한국형 노쇠측정 도구 Korean frailty
    index 58

항이뇨 호르몬 부적절 분비 증후군 78

혈관 노화 197

황반변성 186

기타

9D 174

Fried 노쇠 지표 50

mom 접근 112

영어

B

Braden scale 29, 30

C

Cachexia 174

Confusion assessment method (CAM)
    77

Cyproheptadine 175

D

DSM–IV 77

E

End product 165

F

Fecal impaction 144

Final common pathway 165

Frailty 98

Fried's frailty index 50

G

Geriatric approach 112

Geriatric giant 95

Geriatric pot 94

Geriatric syndrome 94

M

Mini–mental state examination (MMSE)
    52

mom 154, 166

Multimorbidity 109

Multiple pathology 109

P

Pentoxifylline 175

Percutaneous endoscopic gastrostomy
    (PEG) 63

Polypharmacy 109

S

Sarcopenia 97, 107

Shared risk factor 95, 110

T

Thalidomide 175

Timed Up & Go Test 21